JAPANISCHE HEILKUNST

DIE WEISHEIT JAPANS FÜR MEHR GESUNDHEIT, BALANCE UND INNERE STÄRKE

Die größten Heilkräfte liegen oft nicht außerhalb von uns – sondern in uns selbst.

Dieses Buch führt Sie in die faszinierende Welt der japanischen Heilkunst und ihrer jahrhundertealten Traditionen. Entdecken Sie die Weisheit von Reiki, Shiatsu, Jin Shin Jyutsu, Kampo und Waldbaden sowie die Lebensphilosophien Ikigai, Wabi-Sabi und Kintsugi.

Erfahren Sie, warum Japan zu den Ländern mit der höchsten Lebenserwartung der Welt gehört und wie Sie die Erkenntnisse über Selbstheilung, Natur, Ernährung, Wasser und innere Balance für Ihr eigenes Leben nutzen können.

Ein Buch voller Wissen, Inspiration und praktischer Impulse für mehr Gesundheit, Gelassenheit und Lebensfreude – jeden Tag aufs Neue.

IN DIESEM BUCH ERFAHREN SIE:

- Die wichtigsten Methoden der japanischen Heilkunst
- Wie Sie Ihre Selbstheilungskräfte auf natürliche Weise unterstützen können
- Warum Japan zu den Ländern mit der höchsten Lebenserwartung der Welt gehört

Ein Buch zum Lesen, Anwenden, Weiterempfehlen und Verschenken – für alle, die Gesundheit ganzheitlich verstehen und neue Impulse für ein erfülltes Leben entdecken möchten.

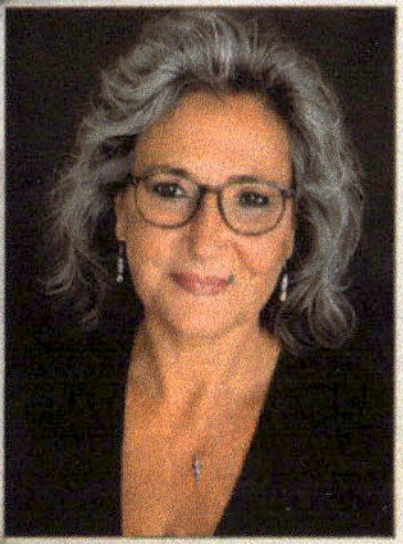

INAS

Inas begleitet seit vielen Jahren Menschen auf ihrem Weg zu mehr Selbstverständnis, innerer Klarheit und einem bewussteren Leben.

Ihre Arbeit ist geprägt von Achtsamkeit, Einfühlungsvermögen und der Überzeugung, dass wahre Veränderung in der Bewusstheit beginnt.

Inas

Widmung

Ich widme dieses Buch den Menschen,
die gelernt haben, still zu werden,
wenn die Welt laut ist.

Für all jene,
die ihrem Körper wieder zuhören wollen,
nachdem er lange überhört wurde.

Und für alle,
die spüren, dass Heilung nicht im Kampf,
sondern im Verstehen entsteht.

Von Herzen.

Inas Mariam Al Naqib

Inas Mariam Al Naqib

Japanische Heilkunst

Wege der Balance
der Selbstregulation
und der inneren Ordnung

Bibliografische Information der Deutschen Nationalbibliothek: Die Deutsche Nationalbibliothek verzeichnet diese Publikation in der Deutschen Nationalbibliografie; detaillierte bibliografische Daten sind im Internet über dnb.dnb.-de abrufbar.

Verlag: BoD · Books on Demand GmbH, Überseering 33, 22297 Hamburg, bod@bod.de
Druck: Libri Plureos GmbH, Friedensallee 273, 22763 Hamburg

Coverbild: © Paul Wenzlaff: Pagode des Sensō-ji-Tempels in Asakusa, Tokio (Japan). Aufgenommen mit einer Sony Alpha 6400 und einem Sony E PZ 16–50 mm Objektiv. Verwendet mit freundlicher Genehmigung des Fotografen.

ISBN: 978-3-6963-8543-9

Dieses Buch dient der persönlichen Reflexion und Weiterbildung.
Es kann eine medizinische, psychotherapeutische oder psychiatrische Diagnose, Behandlung oder Beratung nicht ersetzen.
Alle Inhalte beruhen auf persönlichen Erfahrungen und Reflexionen sowie auf allgemein bekannten psychologischen, neurowissenschaftlichen und achtsamkeitsbasierten Konzepten.

Bei Entscheidungen, die die körperliche oder psychische Gesundheit betreffen, wird die Inanspruchnahme fachlicher Unterstützung empfohlen.

Inhaltsverzeichnis

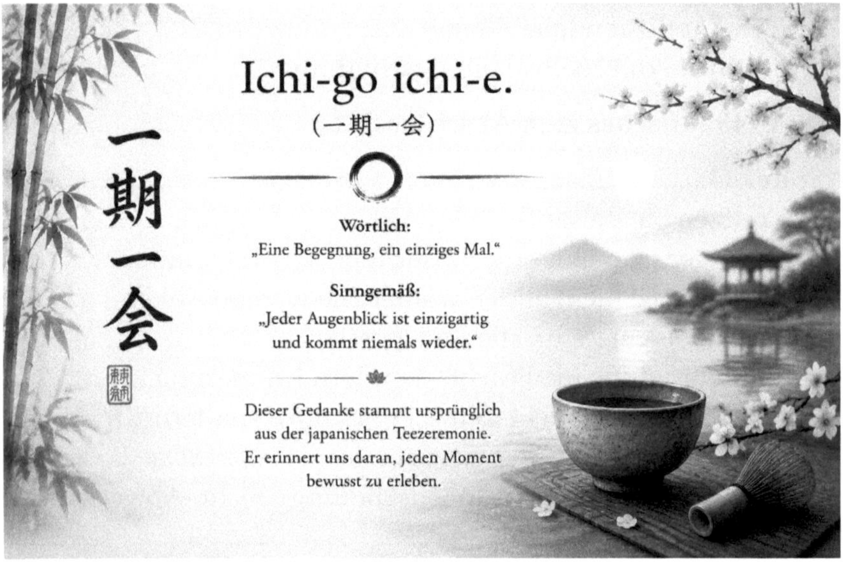
Ichi-go ichi-e.
(一期一会)
一期一会
Wörtlich:
„Eine Begegnung, ein einziges Mal."
Sinngemäß:
„Jeder Augenblick ist einzigartig und kommt niemals wieder."
Dieser Gedanke stammt ursprünglich aus der japanischen Teezeremonie. Er erinnert uns daran, jeden Moment bewusst zu erleben.

Einleitung

Warum dieses Buch entstanden ist

Es gibt Themen, die man nicht durch lineares Lernen, sondern durch Erfahrung erwirbt.

Für mich gehört Gesundheit genau in diese Kategorie.

Sie ist kein stabiler Zustand, den man einmal erreicht und dann behält. Vielmehr ist sie ein dynamisches Gleichgewicht: empfindlich, anpassungsfähig und eng verbunden mit allem, was wir denken, fühlen und täglich tun.

Dieses Buch ist aus einer persönlichen und beruflichen Auseinandersetzung mit dieser Erkenntnis entstanden.

Ich habe in meinem Leben erfahren, wie eng körperliche Prozesse mit inneren Zuständen verknüpft sind und wie unterschiedlich Menschen selbst bei ähnlichen äußeren Bedingungen auf Belastung reagieren. Diese Beobachtung hat meine Sicht auf Gesundheit grundlegend verändert.

Mit der Zeit wurde mir immer deutlicher, dass viele Ansätze der modernen Körperbetrachtung wertvoll, aber nicht immer vollständig sind. Sie erklären zwar viel, aber nicht alles. Vor allem erklären sie selten die Zwischenräume: das Unsichtbare zwischen Ursache und Wirkung, zwischen Diagnose und Erleben sowie zwischen Funktion und Gefühl.

Genau in diesen Zwischenräumen bewegen sich die traditionellen japanischen Heilmethoden, die den Ausgangspunkt dieses Buches bilden.

Sie betrachten den Menschen nicht als isoliertes System einzelner Funktionen, sondern als zusammenhängendes Gefüge aus Körper, Wahrnehmung, Rhythmus und Umwelt.

Gesundheit wird dabei weniger als „Bekämpfung von Krankheit“ verstanden, sondern vielmehr als die Fähigkeit zur Anpassung, Regulation und inneren Ordnung.

Diese Perspektive ist nicht nur aus medizinischer Sicht interessant, sondern auch kulturell geprägt. In Japan gibt es zahlreiche Konzepte, die auf den ersten Blick einfach erscheinen, in ihrer Tiefe jedoch ein sehr differenziertes Verständnis von Körper und Leben offenbaren. Dazu gehören Achtsamkeit im Alltag, die Bedeutung von Stille, der bewusste Umgang mit Ernährung, Bewegung und sozialen Beziehungen.

In diesem Buch werden diese Traditionen weder romantisert noch vereinfacht. Es geht nicht darum, ein idealisiertes Bild einer Kultur zu zeichnen oder universelle Heilversprechen abzuleiten. Vielmehr sollen Prinzipien sichtbar gemacht werden, die in ihrer Essenz auch für unsere heutige Lebensrealität relevant sein können.

Dabei bewegt sich der Inhalt bewusst zwischen Erfahrungswissen und wissenschaftlicher Einordnung.

Dieses Buch lädt dazu ein, Gesundheit ganzheitlich zu betrachten – als Zusammenspiel von Nervensystem, Lebensstil, innerer Haltung und Umwelt. Es ermutigt dazu, den Körper nicht nur als Objekt der Optimierung zu betrachten, sondern als sensibles System, das ständig kommuniziert.

Und vielleicht – wenn man bereit ist, genauer hinzuschauen – auch als etwas, das nicht kontrolliert werden muss, sondern verstanden werden kann.

Die in den folgenden Kapiteln beschriebenen japanischen Heiltraditionen sind eine Sammlung unterschiedlicher Perspektiven, die einen gemeinsamen Nenner haben: den Versuch, im Leben in Balance zu bleiben.

Wenn dieses Buch eine Haltung vermitteln kann, dann diese:

Dass Gesundheit nicht nur durch große Eingriffe entsteht, sondern auch durch kleine Momente.

Nicht nur in der Behandlung, sondern auch in der Wahrnehmung.

Nicht nur im Wissen, sondern im Erleben.

Und dass der Körper oft nicht laut, sondern leise spricht.

Unser Körper ist zur Selbstheilung fähig. Alles, was wir tun müssen, ist, ihm die entsprechenden Voraussetzungen zu schaffen. Das funktioniert ausschließlich über den Weg der ganzheitlichen Betrachtung, wie er uns Westeuropäern in der japanischen Medizin vorgelebt wird.

Vorwort

Über Wege, die leise beginnen

Es gibt Bücher, die entstehen aus einem klaren Plan heraus. Und es gibt Bücher, die sich entwickeln, weil das Leben selbst Fragen stellt, auf die einfache Antworten nicht mehr ausreichen.

Dieses Buch gehört zur zweiten Kategorie.

Die Idee dazu ist nicht an einem einzigen Punkt entstanden, sondern über Jahre gewachsen – aus Beobachtungen, Erfahrungen und Begegnungen mit Menschen, deren Körper, Geschichten und Lebenswege sehr unterschiedlich waren und doch oft eines gemeinsam hatten: das stille Ringen um Balance.

Immer wieder habe ich erlebt, dass Gesundheit nicht allein eine Frage von Diagnosen, Methoden oder Maßnahmen ist, sondern etwas Tieferes berührt. Etwas, das sich nur schwer in Worte fassen lässt, aber im Alltag ständig sichtbar wird – in Form von

Energie und Erschöpfung, Klarheit und Überforderung, Stabilität und innerer Unruhe.

In diesen Zwischenräumen hat sich mein Blick geschärft.

Die japanischen Heiltraditionen, die in diesem Buch im Mittelpunkt stehen, sind mir nicht als „System" begegnet, sondern als Haltung. Es ist eine Art, den Menschen zu sehen, den Körper wahrzunehmen und dem Leben zu begegnen. Und natürlich sind es Methoden, die nicht nur mir, sondern auch meinem Mann auf natürliche, zarte Art Gesundheit zurückgegeben haben.

Sie sind von einer stillen Präzision geprägt, die nicht auf Kontrolle, sondern auf Wahrnehmung ausgerichtet ist. Nicht auf Überwindung, sondern auf Ausgleich. Nicht auf das schnelle Ergebnis, sondern auf den Prozess selbst und die gezielte Heilung der Ursache.

Begriffe wie Shiatsu, Kampo, Shinrin Yoku oder Ikigai werden von vielen Menschen zunächst als Methoden oder Konzepte wahrgenommen. In ihrer Tiefe verweisen sie jedoch auf etwas Grundsätzlicheres, nämlich die Beziehung zwischen Mensch, Natur und innerem Erleben.

Dieses Buch ist kein Versuch, diese Traditionen vollständig zu erklären oder zu ersetzen. Das wäre weder möglich noch angemessen. Vielmehr geht es darum, ihnen Raum zu geben und sie in Beziehung zu setzen zu einer Zeit, in der viele Menschen nach Orientierung suchen, ohne sich dabei selbst zu verlieren.

Dabei ist es mir wichtig, Folgendes zu betonen: Einige Inhalte bewegen sich im Bereich der traditionellen Erfahrungsmedizin, andere sind wissenschaftlich gut untersucht und wieder andere stehen dazwischen. Diese Unterschiede wurden bewusst nicht geglättet, sondern werden als Teil eines größeren Zusammenhangs verstanden.

Denn Verständnis entsteht nicht nur durch Sicherheit, sondern auch durch Offenheit.

Ich schreibe dieses Buch nicht aus der Position einer endgültigen Wahrheit heraus, sondern aus einer Haltung des Beobachtens, Fragens und Verbindens. Aus dem Versuch heraus, unterschiedliche Perspektiven nebeneinander bestehen zu lassen, ohne sie vorschnell zu reduzieren.

Vielleicht ist genau das der gemeinsame Nenner all dieser japanischen Ansätze: Sie betrachten den Menschen nicht als Problem, das gelöst werden muss, sondern als lebendiges System, das in Beziehung steht – zu sich selbst, zur Umgebung und zu den Rhythmen des Lebens.

Wenn dieses Buch einen Beitrag leisten kann, dann diesen: den Blick zu verlangsamen, sich auf das Wesentliche zu konzentrieren und das Wahrnehmen zu vertiefen. Den Körper nicht nur als Objekt der Optimierung zu betrachten, sondern als etwas, das ständig kommuniziert – auch dann, wenn wir es längst überhören.

Dieses Vorwort ist deshalb keine Einführung in ein abgeschlossenes Thema, sondern eine Einladung.

Es ist eine Einladung, sich auf einen Weg einzulassen, der nicht laut beginnt.

Sondern leise. Einen Weg, der mit Klarheit und Gesundheit einhergeht.

Teil I – Die japanische Sicht auf Gesundheit

Kapitel 1

Harmonie statt Kampf gegen Symptome

In westlichen Ländern denken viele Menschen bei dem Begriff „Gesundheit" zunächst an die Abwesenheit von Krankheit. Gesundheit wird oft daran gemessen, ob Beschwerden vorhanden sind, ob die Laborwerte im Normbereich liegen und ob medizinische Diagnosen gestellt wurden.

Die traditionelle japanische Sichtweise geht in diesen Bereichen einen anderen Weg.

Hier wird Gesundheit nicht als Zustand, sondern als fortlaufender Prozess des Gleichgewichts verstanden. Der Mensch wird dabei nicht als Ansammlung einzelner Organe, sondern als zusammenhängendes System betrachtet, in dem Körper, Geist, Emotionen und Lebensumstände miteinander verbunden sind.

Aus dieser Perspektive entsteht Krankheit nicht plötzlich. Sie entwickelt sich vielmehr über längere Zeiträume hinweg, wenn natürliche Gleichgewichte verloren gehen.

Dabei kann es sich handeln um:

- anhaltenden Stress,
- mangelnde Regeneration,
- unausgewogene Ernährung,
- Bewegungsmangel,
- emotionale Belastungen,
- fehlende soziale Verbundenheit,

- den Verlust von Lebenssinn.

In der japanischen Heilkunst richtet man den Blick nicht zuerst auf die Krankheit selbst, sondern auf die Bedingungen, die Gesundheit ermöglichen.

Die Weisheit der Balance

In Japan spielt das Prinzip der Harmonie seit Jahrhunderten eine zentrale Rolle.

Statt das Extreme anzustreben, wird die Mitte angestrebt.

Dieses Denken findet sich in vielen Bereichen wieder:

- in der Architektur,
- in den Kampfkünsten,
- in der Ernährung,
- in der Gartenkunst,
- in der Medizin.

Gesundheit bedeutet nicht, perfekt zu sein.

Kein Mensch ist ständig voller Energie, vollkommen ausgeglichen oder frei von Belastungen.

Vielmehr geht es darum, immer wieder ins Gleichgewicht zurückzufinden.

Dieses Verständnis kann entlastend wirken.

Denn es nimmt den Druck, dauerhaft funktionieren zu müssen.

Der Mensch als Einheit

Ein wesentlicher Unterschied zwischen vielen traditionellen Heilansätzen und modernen Denkmodellen besteht darin, dass Körper und Geist nicht als getrennt voneinander betrachtet werden.

So geht die japanische Heilkunst beispielsweise davon aus, dass sich innere Zustände auf den Körper auswirken können und umgekehrt körperliche Prozesse das seelische Befinden beeinflussen.

Viele Menschen kennen diese Zusammenhänge aus eigener Erfahrung:

- Stress kann die Verdauung beeinflussen.
- Angst kann Herzklopfen auslösen.
- Anhaltende Sorgen können den Schlaf beeinträchtigen.
- Freude und Zuversicht können neue Energie schenken.

Heute werden viele dieser Wechselwirkungen auch wissenschaftlich untersucht, beispielsweise in der Psychoneuroimmunologie, die sich mit den Beziehungen zwischen Psyche, Nervensystem und Immunsystem befasst.

In der traditionellen japanischen Heilkunst wurden diese Zusammenhänge bereits lange vor dem Zeitalter moderner Forschungsmethoden berücksichtigt.

Körper, Geist und Seele

In vielen japanischen Heiltraditionen wird der Mensch auf drei Ebenen betrachtet:

Körper

Der Körper bildet die sichtbare Ebene.

Hierzu gehören:

- Bewegung,
- Ernährung,
- Schlaf,
- Atmung,

- körperliche Funktionen.

Geist

Der Geist umfasst:

- Gedanken,
- Aufmerksamkeit,
- Konzentration,
- Wahrnehmung.

Die Qualität unserer Gedanken beeinflusst oft auch die Qualität unseres Erlebens.

Seele

Der Begriff „Seele" wird in verschiedenen Kulturen unterschiedlich verstanden.

In diesem Buch wird er nicht religiös ausgelegt.

Vielmehr beschreibt er eine tiefere Ebene unseres Menschseins:

- innere Werte,
- Verbundenheit,
- Sinn,
- Lebensfreude,
- das Gefühl von Zugehörigkeit.

Gesundheit entsteht nach dieser Sichtweise dann, wenn diese drei Ebenen möglichst harmonisch miteinander verbunden sind.

Die Bedeutung der Selbstheilungskräfte

Ein zentrales Element der japanischen Heilkunst ist das Vertrauen in die Fähigkeit des Körpers zur Selbstregulation.

Der menschliche Organismus verfügt über erstaunliche Mechanismen:

- Wunden schließen sich.
- Knochen können heilen.
- Zellen erneuern sich.
- Das Immunsystem schützt uns täglich.
- Das Nervensystem passt sich ständig neuen Bedingungen an.

Viele traditionelle Methoden versuchen daher nicht, den Körper zu kontrollieren, sondern ihn dabei zu unterstützen, seine natürlichen Regulationsmechanismen optimal zu nutzen.

Prävention statt Reparatur

Ein weiteres Merkmal der japanischen Gesundheitskultur ist der hohe Stellenwert der Vorbeugung.

Viele Maßnahmen werden nicht erst ergriffen, wenn Beschwerden auftreten.

Vielmehr werden Gewohnheiten gepflegt, die langfristig die Gesundheit fördern können.

Dazu gehören unter anderem:

- regelmäßige Bewegung,
- bewusste Ernährung,
- soziale Kontakte,
- Naturverbundenheit,
- tägliche Rituale,
- ausreichende Erholung.

Diese Haltung trägt möglicherweise dazu bei, dass Japan seit vielen Jahren zu den Ländern mit der höchsten Lebenserwartung der Welt gehört.

Der Einfluss des Zen-Buddhismus

Ein wichtiger kultureller Einfluss auf das japanische Gesundheitsverständnis ist der Zen-Buddhismus.

Zen lehrt nicht in erster Linie komplizierte Theorien.

Im Mittelpunkt stehen:

- Achtsamkeit,
- Präsenz,
- Einfachheit,
- bewusstes Erleben des Augenblicks.

Diese Prinzipien finden sich auch in vielen Heilmethoden wieder.

So wird beispielsweise ein Tee bewusst getrunken.

Eine Mahlzeit wird achtsam gegessen.

Ein Spaziergang wird ohne Eile erlebt.

Eine Berührung erfolgt mit voller Aufmerksamkeit.

Durch diese Haltung entsteht eine Form von innerer Ruhe, die sich positiv auf Körper und Geist auswirken kann.

Gesundheit als tägliche Praxis

In der japanischen Heilkunst wird Gesundheit nicht als etwas betrachtet, das man besitzt.

Vielmehr ist sie eine tägliche Praxis.

Jede Mahlzeit, jede Bewegung, jede Pause und jede Begegnung kann demnach dazu beitragen, das innere Gleichgewicht zu stärken oder zu schwächen.

Dieser Gedanke mag zunächst einfach erscheinen.

Doch gerade in dieser Einfachheit liegt eine tiefe Weisheit.

Gesundheit entsteht nämlich nicht durch einzelne außergewöhnliche Maßnahmen, sondern durch die Summe vieler kleiner Entscheidungen, die wir Tag für Tag treffen.

Schlussgedanke

Die wichtigste Botschaft der japanischen Heilkunst ist vielleicht nicht die Suche nach einer bestimmten Methode oder einem besonderen Heilmittel.

Ihre größte Stärke liegt möglicherweise in der Erinnerung daran, dass Gesundheit kein Kampf sein muss.

Oft beginnt sie dort, wo wir lernen, wieder mit unserem Körper zu arbeiten, statt gegen ihn.

Genau dieses Verständnis bildet die Grundlage für alles, was wir in den folgenden Kapiteln gemeinsam erkunden werden.

Kapitel 2

Warum Japan zu den gesündesten Ländern der Welt gehört

Japan gehört seit vielen Jahrzehnten zu den Ländern mit der höchsten Lebenserwartung weltweit. Bemerkenswert ist dabei nicht nur, wie alt viele Menschen werden, sondern auch, wie lange sie körperlich aktiv, geistig wach und sozial eingebunden bleiben.

Die Frage lautet daher nicht: **„Warum werden viele Japaner alt?"**, sondern:

Warum bleiben viele von ihnen bis ins hohe Alter lebensfroh, beweglich und aktiv?

Die Antwort darauf ist vielschichtig. Sie liegt vermutlich nicht in einem einzelnen Geheimnis, sondern im Zusammenspiel zahlreicher Faktoren.

Die außergewöhnliche Lebenserwartung

Japan zählt seit vielen Jahren zu den Ländern mit der höchsten durchschnittlichen Lebenserwartung weltweit.

Dabei spielen zahlreiche Faktoren eine Rolle:

- ausgewogene Ernährung,
- regelmäßige Bewegung,
- starke soziale Netzwerke,
- ein funktionierendes Gesundheitssystem,
- hoher Stellenwert von Prävention,
- vergleichsweise geringe Fettleibigkeitsraten,
- lebenslange Aktivität.

Interessanterweise beginnt die Gesundheitsvorsorge in Japan oft nicht erst bei Krankheit, sondern bereits im Alltag.

Gesundheit wird dort als etwas verstanden, das gepflegt werden muss – ähnlich wie ein Garten.

Okinawa – die Insel der Hundertjährigen

In den vergangenen Jahrzehnten hat die südjapanische Inselgruppe Okinawa besondere Aufmerksamkeit erhalten.

Okinawa wurde weltweit bekannt, weil dort überdurchschnittlich viele Menschen ein sehr hohes Alter erreichen.

Dies weckte das Interesse vieler Forscher, die sich mit der Frage beschäftigten: **Was machen die Menschen dort anders?**

Die Antworten darauf führten zu einer Reihe bemerkenswerter Erkenntnisse.

Die Blue Zones

Der Begriff „Blue Zones" wurde geprägt, um Regionen der Welt zu beschreiben, in denen Menschen besonders häufig ein hohes Alter bei guter Gesundheit erreichen.

Okinawa ist eine der bekanntesten dieser Regionen.

Forscher stellten fest, dass dort mehrere Faktoren gleichzeitig auftreten:

- natürliche Bewegung im Alltag,
- starke soziale Bindungen,
- sinnstiftende Aufgaben,
- überwiegend pflanzenbasierte Ernährung,
- geringe chronische Stressbelastung,
- enge Verbindung zur Gemeinschaft.

Keiner dieser Faktoren allein kann die außergewöhnliche Langlebigkeit erklären. Zusammen ergeben sie jedoch ein bemerkenswertes Gesamtbild.

Ikigai – Ein Grund, morgens aufzustehen

In Okinawa taucht ein Begriff immer wieder auf: Ikigai

Ikigai bedeutet sinngemäß „der Grund, warum es sich lohnt, jeden Morgen aufzustehen".

Viele ältere Menschen in Okinawa bleiben bis ins hohe Alter aktiv.

- Sie pflegen Gärten.
- Sie helfen Nachbarn.
- Sie kümmern sich um Familie und Gemeinschaft.

- Sie fühlen sich gebraucht.

Diese Form von Sinnhaftigkeit scheint ein wichtiger Baustein für Wohlbefinden und Lebensfreude zu sein.

Menschen benötigen nicht nur Nahrung für den Körper.

Sie benötigen oft auch Nahrung für die Seele.

Moai – Die Kraft der Gemeinschaft

Ein weiteres faszinierendes Konzept in Okinawa sind die sogenannten Moai-Gruppen.

Moai sind Gemeinschaften von Menschen, die sich gegenseitig unterstützen.

Ursprünglich entstanden sie als soziale und finanzielle Netzwerke.

Heute dienen sie oft als lebenslange Freundschafts- und Unterstützungsgruppen.

Mitglieder helfen einander:

- emotional,
- praktisch,
- sozial.

Diese enge Verbundenheit kann Isolation verhindern und das Gefühl stärken, Teil eines größeren Ganzen zu sein.

Soziale Verbundenheit als Gesundheitsfaktor

Die moderne Forschung zeigt zunehmend, dass Einsamkeit erhebliche Auswirkungen auf die Gesundheit und das Wohlbefinden haben kann.

Menschen sind soziale Wesen.

Verbindungen zu anderen Menschen können:

- Stress reduzieren,
- emotionale Stabilität fördern,
- Lebensfreude stärken,
- das Gefühl von Sicherheit erhöhen.

Die Okinawaner scheinen dies intuitiv verstanden zu haben.

Hara Hachi Bu – Das 80-Prozent-Prinzip

Ein weiterer zentraler Bestandteil der Gesundheitskultur Okinawas ist das Prinzip: **Hara Hachi Bu**

Sinngemäß bedeutet es:

„Iss, bis du zu etwa 80 Prozent satt bist."

Dieses Prinzip soll dabei helfen, Überessen zu vermeiden.

Anstatt auf völlige Sättigung zu warten, sollte man die Mahlzeit etwas früher beenden.

So kann der Körper leichter mit der aufgenommenen Nahrung umgehen.

Das Prinzip fördert:

- bewusstes Essen,
- langsamere Mahlzeiten,
- bessere Wahrnehmung von Hunger und Sättigung.

Essen als bewusste Handlung

In vielen traditionellen japanischen Haushalten wurde Essen lange Zeit nicht nebenbei konsumiert.

Mahlzeiten hatten einen festen Platz im Tagesablauf.

Achtsamkeit spielte dabei eine wichtige Rolle.

Die Nahrung wurde:

- langsam gegessen,
- sorgfältig zubereitet,
- bewusst wahrgenommen.

Diese Kultur der Aufmerksamkeit könnte ebenfalls zur Gesundheit beitragen.

Bewegung ohne Fitnessstudio

Ein weiterer interessanter Aspekt der Langlebigkeit Okinawas:

Viele ältere Menschen treiben keinen intensiven Sport.

Stattdessen bewegen sie sich regelmäßig im Alltag.

Beispiele:

- Gartenarbeit,
- Gehen,
- Hausarbeit,
- traditionelle Tätigkeiten.

Der Körper bleibt aktiv, ohne dauerhaft überfordert zu werden.

Diese natürliche Form der Bewegung begleitet viele Menschen ein Leben lang.

Lebensfreude als Gesundheitsfaktor

Bei Gesprächen mit Hundertjährigen fällt Forschern häufig etwas auf:

Viele dieser Menschen wirken erstaunlich positiv und lebensbejahend.

Sie besitzen:

- Humor,

- Gelassenheit,
- Dankbarkeit,
- soziale Verbundenheit.

Natürlich bedeutet das nicht, dass ihr Leben frei von Herausforderungen war.

Doch offenbar haben viele gelernt, schwierige Phasen anzunehmen, ohne den Blick für das Gute zu verlieren.

Die Bedeutung kleiner Gewohnheiten

Die Langlebigkeit Japans scheint nicht auf einzelne spektakuläre Maßnahmen zurückzugehen.

Vielmehr entsteht sie vermutlich aus der Summe vieler kleiner Gewohnheiten:

- bewusste Ernährung,
- tägliche Bewegung,
- soziale Beziehungen,
- Lebenssinn,
- Naturverbundenheit,
- regelmäßige Routinen.

Genau diese kleinen Gewohnheiten bilden auch das Fundament vieler japanischer Heilmethoden.

Was wir von Okinawa lernen können

Vielleicht besteht das eigentliche Geheimnis Okinawas nicht in einer besonderen Pflanze, einer speziellen Technik oder einem außergewöhnlichen Heilmittel.

Vielleicht liegt es vielmehr in einer Lebenshaltung:

- verbunden bleiben,
- in Bewegung bleiben,

- neugierig bleiben,
- dankbar bleiben,
- einen Sinn im Leben bewahren.

Diese einfachen Prinzipien sind kostenlos.

Und dennoch gehören sie möglicherweise zu den wertvollsten Gesundheitsressourcen überhaupt.

Schlussgedanke

Die Menschen Okinawas erinnern uns daran, dass Gesundheit weit mehr ist als die Abwesenheit von Krankheit.

Sie entsteht dort, wo Körper, Gemeinschaft, Lebenssinn und tägliche Gewohnheiten miteinander in Einklang stehen.

Nicht zu unterschätzten ist auch der stille und soziale Charakter in der japanischen Kultur.

Dazu mehr im nächsten Kapitel.

Kapitel 3

Respekt, Ehre und innerer Halt

Der stille und soziale Charakter in der japanischen Kultur.
Die japanische Gesellschaft ist stark geprägt von einem ausgeprägten Sinn für Respekt, Rücksichtnahme und soziale Harmonie. Diese Werte zeigen sich nicht nur in großen Gesten, sondern vor allem im Alltag, beispielsweise in der Sprache, dem Verhalten und dem zwischenmenschlichen Umgang.

Dabei steht weniger das Individuum als isolierte Einheit im Zentrum, sondern der Mensch als Teil eines größeren sozialen Gefüges.

Respekt als Grundhaltung

In Japan ist Respekt keine formale Angelegenheit, sondern eine Grundhaltung im täglichen Leben.

Er zeigt sich beispielsweise in:

- der Art zu sprechen (höfliche Sprachformen, Keigo),
- dem bewussten Abstand im sozialen Kontakt,
- der Rücksichtnahme im öffentlichen Raum,
- der Vermeidung unnötiger Konfrontation.

Respekt bedeutet hier nicht Unterordnung, sondern Anerkennung der Präsenz des anderen Menschen.

Ehre und Verantwortung

Das Konzept der Ehre ist in Japan historisch eng mit Verantwortung verbunden.

Der sogenannte Bushidō – ursprünglich der Verhaltenskodex der Samurai – betont Werte wie:

- Aufrichtigkeit.
- Selbstdisziplin.
- Loyalität.
- Mut.
- Würde im Verhalten.

Auch wenn die Samurai-Kultur historisch ist, wirken ihre Werte in moderner Form in vielen Bereichen weiter, beispielsweise im Berufsleben, im Handwerk oder im sozialen Miteinander.

Dabei wird Ehre weniger als äußere Anerkennung verstanden, sondern vielmehr als etwas, das mit dem eigenen Verhalten verbunden ist.

Harmonie statt Konfrontation

Ein zentrales gesellschaftliches Prinzip ist die Vermeidung offener Konflikte.

Das bedeutet jedoch nicht, dass Konflikte nicht existieren, sondern lediglich, dass sie oft indirekter oder zurückhaltender ausgedrückt werden.

Das Ziel besteht in der Aufrechterhaltung von:

- Sozialer Harmonie,
- Gruppenkohäsion,
- Gegenseitiger Rücksichtnahme.

Dieses Prinzip wird oft mit dem Begriff „Wa“ (Harmonie) beschrieben.

Der stille Druck der Gemeinschaft

Diese starke Orientierung an Harmonie hat zwei Seiten.

Einerseits entsteht dadurch:

- ein hohes Maß an Rücksicht,
- stabile soziale Strukturen,
- ein funktionierendes öffentliches Leben.

Andererseits kann ein innerer Druck entstehen, sich anzupassen, um nicht aus der Gruppe herauszufallen.

Dieser Aspekt wird in der modernen japanischen Gesellschaft zunehmend reflektiert und diskutiert.

Stärke im Verhalten – nicht in Lautstärke

Was von außen oft als „starker Charakter“ wahrgenommen wird, zeigt sich in Japan häufig nicht durch Dominanz oder Lautstärke, sondern durch:

- Selbstkontrolle.
- Geduld.
- Zurückhaltung.
- Verlässlichkeit.
- Pflichtbewusstsein.

Hier wird Stärke weniger gezeigt als gelebt. Sie zeigt sich nicht in der Lautstärke des Auftretens, sondern in der Fähigkeit, sich selbst zu führen. Respekt, Ehre und Rücksicht sind dabei weniger starre Regeln als vielmehr Ausdruck einer Haltung, nämlich dem Bewusstsein, dass der Mensch immer Teil eines größeren Ganzen ist.

Im folgendem Kapitel beginnt unsere Reise mit einem Element, das die Grundlage allen Lebens bildet:

Wasser!

Kein Nährstoff ist für den Menschen so unverzichtbar wie Wasser – und kaum ein Thema wird gleichzeitig so unterschätzt.

Teil II - Alles über Wasser

Kapitel 4

Wasser – Der übersehene Baustein des Lebens

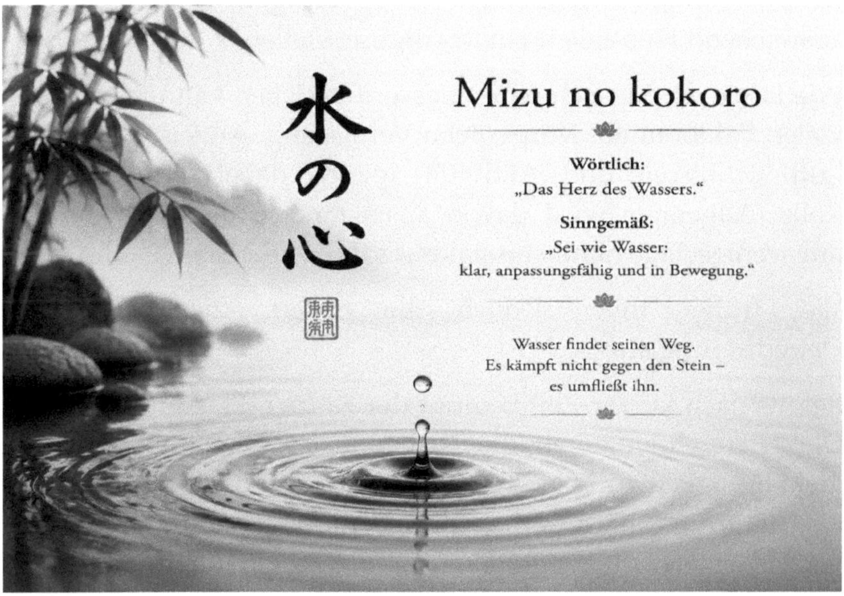
水の心
Mizu no kokoro
Wörtlich:
„Das Herz des Wassers."
Sinngemäß:
„Sei wie Wasser:
klar, anpassungsfähig und in Bewegung."
Wasser findet seinen Weg.
Es kämpft nicht gegen den Stein –
es umfließt ihn.

Kaum jemand würde freiwillig mehrere Tage auf Nahrung verzichten. Erstaunlich viele Menschen schenken jedoch dem Wasser, das sie täglich trinken, nur wenig Aufmerksamkeit.

Dabei besteht unser Körper zu einem großen Teil aus Wasser. Je nach Alter, Geschlecht und körperlicher Verfassung liegt der Wasseranteil zwischen 60 und 75 Prozent. Jede Zelle, jedes Organ und nahezu jeder Stoffwechselprozess sind auf eine ausreichende Versorgung mit Flüssigkeit angewiesen.

Tag für Tag verliert unser Körper Wasser – über die Atmung, die Haut, den Urin und den Stuhlgang.

Bereits unter normalen Bedingungen können dabei rund zwei Liter Flüssigkeit verloren gehen. Bei Hitze, körperlicher Anstrengung, Sport oder Krankheit kann dieser Wert deutlich höher liegen.

Deshalb stellt sich eigentlich nicht die Frage, ob wir trinken sollten, sondern vielmehr, ob wir unserem Körper täglich ausreichend Flüssigkeit zur Verfügung stellen.

Wie lange ein Mensch ohne Wasser überleben kann, hängt von vielen Faktoren ab. Körperliche Verfassung, Außentemperatur, Luftfeuchtigkeit und Aktivität spielen dabei eine wichtige Rolle. Allgemein wird davon ausgegangen, dass ein Mensch nur wenige Tage ohne Flüssigkeitszufuhr überleben kann.

Viel früher treten jedoch die ersten Anzeichen einer Dehydrierung auf.

Bereits nach kurzer Zeit beginnt der Körper, Wasser zu sparen. Die Nieren reduzieren die Urinausscheidung, um möglichst viel Flüssigkeit zurückzuhalten. Das Blut wird zähflüssiger, der Kreislauf muss härter arbeiten, und die Versorgung der Zellen verschlechtert sich zunehmend.

Zu den häufigsten Anzeichen eines Flüssigkeitsmangels gehören:

- Konzentrationsschwierigkeiten,
- Müdigkeit,
- Kopfschmerzen,
- Schwindel,
- trockene Haut und Schleimhäute,
- dunkler Urin,
- Leistungsabfall.

Besonders gefährdet sind ältere Menschen, da ihr natürliches Durstgefühl mit zunehmendem Alter oft nachlässt. Doch auch jüngere Menschen trinken im Alltag oft deutlich weniger, als ihr Körper benötigt.

Als grobe Orientierung wird oft die Empfehlung gegeben, täglich etwa 30 Milliliter Wasser pro Kilogramm Körpergewicht zu trinken.

Ein 70 Kilogramm schwerer Mensch sollte demnach etwa 2,1 Liter Flüssigkeit pro Tag zu sich nehmen.

Bei körperlicher Belastung, regelmäßigem Sport, hohen Temperaturen oder während einer Krankheit kann der Bedarf jedoch deutlich höher sein. In solchen Situationen werden oft Mengen von bis zu 50 Millilitern pro Kilogramm Körpergewicht empfohlen.

Für einen 70 Kilogramm schweren Menschen entspräche dies bereits etwa 3,5 Litern pro Tag.

Natürlich sind solche Berechnungen nur Richtwerte. Der tatsächliche Bedarf hängt immer von der individuellen Situation ab.

Eine entscheidende Erkenntnis ist jedoch: Viele Menschen achten erst dann auf ihren Wasserhaushalt, wenn ihr Körper bereits Warnsignale sendet.

Schlussgedanke

Wer seinen Körper langfristig unterstützen möchte, sollte Wasser nicht als Nebensache betrachten, sondern als einen der wichtigsten Bausteine eines gesunden Lebensstils.

Denn der Mensch kann über einen gewissen Zeitraum auf Nahrung verzichten. Wasser hingegen gehört zu den Grundlagen des Lebens selbst.

Wenn Sie weitere Informationen wünschen, finden Sie auf Seite 216 den Weg zu uns.

Kapitel 5

Hydration und Gesundheit

Warum Wasser weit mehr ist als nur ein Durstlöscher

Wenn wir an Wasser denken, dann meist im Zusammenhang mit Durst. Doch Wasser ist weit mehr als das. Es ist die Grundlage nahezu aller biologischen Prozesse im menschlichen Körper.

Ein erwachsener Mensch besteht je nach Alter, Geschlecht und Körperzusammensetzung zu etwa 50 bis 70 Prozent aus Wasser. Unser Gehirn, unsere Muskeln, unsere Organe und sogar unsere Knochen enthalten erhebliche Mengen davon.

Ohne Wasser gäbe es kein Leben.

Doch Wasser ist nicht nur vorhanden, sondern auch ständig in Bewegung.

Es transportiert, reguliert, schützt, versorgt und erneuert.

Wasser – der stille Helfer jeder Zelle

Jede einzelne Zelle unseres Körpers ist auf Wasser angewiesen.

Im Zellinneren laufen unzählige biochemische Prozesse ab:

- Energiegewinnung.
- Stoffwechselvorgänge.

- Reparaturmechanismen.
- Signalübertragung.
- Nährstoffverwertung.

Für all diese Vorgänge wird Wasser benötigt.

Man könnte sagen:

Wasser ist das Medium, in dem das Leben innerhalb unseres Körpers stattfindet.

Wasser als Transportmittel

Unser Blut besteht zu einem großen Teil aus Wasser.

Dadurch kann es wichtige Stoffe durch den gesamten Körper transportieren.

Dazu gehören:

- Sauerstoff.
- Vitamine.
- Mineralstoffe.
- Hormone.
- Nährstoffe.

Ebenso hilft Wasser dabei, Stoffwechselprodukte und Abfallstoffe abzutransportieren.

Dieser Transport wird ohne ausreichende Flüssigkeit weniger effizient.

Wenn wir unserem Körper nicht genügend Wasser zuführen, damit er unter anderem Giftstoffe ausleiten kann, laufen wir Gefahr, unseren Körper zu vergiften.

Die Folge sind Erkrankungen, die mitunter extrem gefährlich werden können.

Wasser und die Durchblutung

Eine gute Hydration unterstützt die Fließeigenschaften des Blutes.

Ist der Körper ausreichend mit Flüssigkeit versorgt, kann das Herz-Kreislauf-System seine Aufgaben leichter erfüllen.

Bei Flüssigkeitsmangel kann es dagegen zu Veränderungen kommen wie:

- Kreislaufschwäche,
- Schwindel,
- schneller Ermüdung,
- verminderter Leistungsfähigkeit.

Besonders ältere Menschen reagieren oft empfindlicher auf Flüssigkeitsdefizite.

Der Zellstoffwechsel

Jede Sekunde finden in unserem Körper Millionen chemischer Reaktionen statt.

Diese Prozesse benötigen ein geeignetes Umfeld.

Wasser übernimmt dabei verschiedene Aufgaben:

- Lösungsmittel für zahlreiche Stoffe,
- Transportmedium,
- Temperaturregulation,
- Beteiligung an Stoffwechselreaktionen.

Viele Enzyme funktionieren nur unter ausreichender Flüssigkeitsversorgung optimal.

Wasser und das Gehirn

Besonders beeindruckend ist die Bedeutung von Wasser für unser Gehirn.

Das menschliche Gehirn besteht zu einem großen Teil aus Wasser.

Bereits geringe Veränderungen im Flüssigkeitshaushalt können Einfluss haben auf:

- Konzentration,
- Aufmerksamkeit,
- Reaktionsfähigkeit,
- Stimmung,
- geistige Leistungsfähigkeit.

Viele Menschen erleben dies unmittelbar:

Wenn sie zu wenig trinken, fühlen sie sich oft müde, unkonzentriert oder erschöpft.

Die Kommunikation der Nervenzellen

Unsere Nervenzellen kommunizieren permanent miteinander.

Dabei spielen elektrische und chemische Signale eine wichtige Rolle.

Für viele dieser Prozesse ist ein ausgeglichener Flüssigkeits- und Elektrolythaushalt erforderlich.

Somit unterstützt Wasser indirekt die Kommunikation innerhalb des Nervensystems.

Energieproduktion in den Zellen

In jeder Körperzelle befinden sich kleine „Kraftwerke“: die Mitochondrien.

In ihnen wird aus Nährstoffen Energie gewonnen.

Für diese komplexen Stoffwechselvorgänge wird Wasser benötigt.

Wasser ist an zahlreichen chemischen Reaktionen beteiligt und unterstützt die Bedingungen, unter denen die Energieproduktion überhaupt erst möglich wird.

Ohne Wasser kann Energie nicht effizient bereitgestellt werden.

Temperaturregulation

Der menschliche Körper hält seine Temperatur normalerweise in einem engen Bereich konstant.

Dabei spielt Wasser eine zentrale Rolle.

Über das Schwitzen kann überschüssige Wärme abgegeben werden.

Dadurch schützt sich der Organismus vor Überhitzung.

Diese Fähigkeit ist lebenswichtig.

Wasser und die Verdauung

Auch unser Verdauungssystem benötigt Wasser.

Es unterstützt:

- die Bildung von Verdauungssäften,
- die Aufnahme von Nährstoffen,
- den Transport im Darm,
- die normale Stuhlkonsistenz.

Eine zu geringe Flüssigkeitszufuhr kann bei manchen Menschen Verdauungsprobleme begünstigen.

Wasser und die Haut

Die Haut ist unser größtes Organ.

Sie schützt uns vor Umwelteinflüssen und hilft bei der Regulation des Flüssigkeitshaushalts.

Eine ausreichende Hydration ist wichtig für die normale Hautfunktion.

Es ist jedoch wichtig zu wissen, dass die Hautalterung von vielen Faktoren beeinflusst wird:

- genetische Veranlagung,
- Sonneneinstrahlung,
- Ernährung,
- Lebensstil,
- Rauchen,
- Schlafqualität.

Wasser ist ein „Jungbrunnen" und ein wichtiger Bestandteil gesunder Hautfunktionen.

Durst – das oft unterschätzte Signal

Durst ist ein hochentwickelter Schutzmechanismus.

Er signalisiert dem Körper, dass Flüssigkeit benötigt wird.

Allerdings kann das Durstgefühl:

- im Alter nachlassen,
- durch Stress überlagert werden,
- im Alltag ignoriert werden.

Deshalb trinken viele Menschen weniger, als ihnen guttut.

Die japanische Sicht auf Wasser

In der japanischen Gesundheitskultur wird Wasser häufig mit Reinheit, Klarheit und Erneuerung in Verbindung gebracht.

Diese Sichtweise geht über die biologische Funktion hinaus.

Wasser wird als etwas betrachtet, das den natürlichen Fluss des Lebens unterstützt.

Nicht als Heilmittel, sondern als Grundlage für ein gesundes Leben.

Fazit

Wasser ist an nahezu allen Prozessen des menschlichen Körpers beteiligt.

Es unterstützt:

- Zellstoffwechsel.
- Gehirnfunktion.
- Durchblutung.
- Energieproduktion.
- Verdauung.
- Temperaturregulation.

Je mehr wir über diese Zusammenhänge verstehen, desto deutlicher wird:

Hydration ist kein Nebenthema der Gesundheit.

Sie gehört zu ihren Fundamenten.

Schlussgedanke

Wir können wochenlang ohne Nahrung überleben.

Doch ohne Wasser nur wenige Tage.

Vielleicht erinnert uns diese Tatsache daran, wie elementar Wasser für das Leben ist.

Es wirkt leise.

Unauffällig.

Fast unsichtbar.

Gerade deshalb wird seine Bedeutung oft unterschätzt.

Kapitel 6

Zellerneuerung – die unsichtbare Regeneration des Lebens

Der menschliche Körper wirkt auf den ersten Blick stabil und beständig. Doch in Wahrheit befindet er sich in einem Zustand ständiger Veränderung.

Nichts im Körper bleibt exakt gleich.

Zellen entstehen, erfüllen ihre Aufgabe und werden wieder abgebaut. Neue Zellen ersetzen alte Strukturen. Gewebe erneuert sich kontinuierlich.

Das bedeutet: Biologisch betrachtet bist du kein fester Zustand, sondern ein fortlaufender Prozess.

Der Körper als dynamisches System

Jeden Tag laufen im Körper Milliarden von Regenerationsprozessen ab:

- Hautzellen erneuern sich fortlaufend.
- Zellen der Darmschleimhaut werden regelmäßig ersetzt.
- Blutbestandteile werden neu gebildet.
- Muskelgewebe passt sich Belastung an.
- Das Immunsystem aktualisiert seine „Erinnerungen".

Diese Prozesse laufen meist unbewusst und automatisch ab.

Gesundheit ist daher weniger etwas, das „hergestellt" wird, sondern etwas, das ständig entsteht.

Zellerneuerung und Zeit

Unterschiedliche Zelltypen haben unterschiedliche Lebenszyklen.

Einige erneuern sich sehr schnell, andere langsamer:

- Haut: relativ schnell.
- Blut: kontinuierlich.
- Knochen: langsam, aber stetig.
- Nervensystem: komplex und teilweise begrenzt, aber nicht statisch.

Diese Erkenntnis verändert den Blick auf den Körper grundlegend.

Sie bedeutet: Veränderung ist nicht die Ausnahme – sie ist der Normalzustand.

Regeneration braucht Bedingungen

Auch wenn der Körper zur Selbstregeneration fähig ist, geschieht diese nicht isoliert.

Zellerneuerung ist abhängig von Bedingungen wie:

- ausreichender Schlaf,
- gute Versorgung mit Nährstoffen,
- stabile Hydration,
- geringes Stressniveau,
- ausreichende Sauerstoffversorgung,
- funktionierende Stoffwechselprozesse.

Wenn diese Faktoren dauerhaft gestört sind, gerät auch die Regeneration aus dem Gleichgewicht.

Der Körper kann kompensieren – aber nur bis zu einem gewissen Punkt.

Stress als Regenerationsbremse

Chronischer Stress ist einer der stärksten Faktoren, die Regenerationsprozesse beeinflussen können.

Unter Stress verschiebt der Körper seine Prioritäten:

- Energie wird für kurzfristige Reaktionen genutzt,
- Verdauung wird reduziert,
- Reparaturprozesse werden heruntergefahren,
- Entzündungsprozesse können zunehmen.

Kurzfristig ist das sinnvoll, da es sich um einen Schutzmechanismus handelt.

Langfristig kann es jedoch den Körper in einen Zustand versetzen, in dem Regeneration erschwert wird.

Die japanische Heilkunst setzt genau hier an: Sie betrachtet nicht nur die Symptome, sondern verbessert auch die Bedingungen für Regeneration.

Die Rolle von Schlaf

Schlaf ist einer der wichtigsten Regenerationszustände des menschlichen Körpers.

In der Nacht finden zahlreiche Prozesse statt:

- Reparatur von Zellen.
- Verarbeitung von Informationen im Gehirn.
- Regulation von Hormonen.

- Stabilisierung des Immunsystems.

Schlaf ist kein passiver Zustand, sondern eine hochaktive Phase innerer Organisation.

In der japanischen Lebensweise wird Schlaf traditionell als essenzieller Bestandteil von Gesundheit betrachtet – nicht als Nebensache.

Ernährung als Baustoff für neue Zellen

Jede neue Zelle entsteht aus den Bausteinen, die wir ihr zur Verfügung stellen.

Das bedeutet: Ernährung beeinflusst indirekt die Qualität der Zellerneuerung.

Der Körper benötigt unter anderem:

- Aminosäuren (Proteine).
- Fettsäuren.
- Vitamine.
- Mineralstoffe.
- sekundäre Pflanzenstoffe.

Die traditionelle japanische Ernährung ist in diesem Kontext interessant, da sie häufig:

- unverarbeitete Lebensmittel.
- fermentierte Produkte.
- frische Zutaten.
- und eine hohe Vielfalt an Mikronährstoffen

enthält.

Sauerstoff und Zellenergie

Zellen benötigen Sauerstoff, um Energie zu produzieren.

Dieser Prozess wird als Zellatmung bezeichnet und ist ein zentraler Prozess des Lebens.

Bewegung, Atemqualität und Kreislauffunktion beeinflussen daher direkt die Energieversorgung der Zellen.

Leichte, regelmäßige Bewegung, wie sie in Japan im Alltag selbstverständlich ist, unterstützt diesen Prozess auf natürliche Weise.

Die Sprache der Zellen

Die moderne Biologie beschreibt Zellen als hochkomplexe Kommunikationssysteme.

Zellen „sprechen" miteinander über:

- chemische Signale,
- elektrische Impulse,
- hormonelle Botenstoffe.

Dieses Netzwerk ist dynamisch und reagiert permanent auf innere und äußere Veränderungen.

Gesundheit entsteht dort, wo diese Kommunikation klar und flexibel bleibt.

Regeneration und Alterung

Alterung wird häufig als linearer Abbauprozess verstanden.

Tatsächlich handelt es sich eher um ein Ungleichgewicht zwischen:

- Aufbauprozessen.
- Abbauprozessen.

•Reparaturmechanismen.

Nur wenn Regeneration und Belastung im Gleichgewicht sind, kann der Körper langfristig stabil funktionieren.

Wird dieses Gleichgewicht gestört, verändert sich die Leistungsfähigkeit des Organismus.

Selbstheilung als biologische Realität

Der Begriff „Selbstheilung" wird oft unterschiedlich interpretiert.

Aus biologischer Sicht ist er jedoch keine abstrakte Idee, sondern eine tägliche Realität:

- Wunden heilen,
- Knochen wachsen zusammen,
- Infektionen werden bekämpft,
- Gewebe regeneriert sich.

Diese Prozesse laufen ohne bewusste Steuerung ab.

Die zentrale Frage ist daher nicht, ob der Körper sich selbst regenerieren kann, sondern unter welchen Bedingungen er dies am besten tut.

Verbindung zur japanischen Heilkunst

Viele japanische Heilmethoden lassen sich genau hier einordnen.

Sie versuchen nicht, den Körper „zu reparieren", sondern Bedingungen zu schaffen, unter denen Regeneration leichter stattfinden kann:

- Shiatsu → Entspannung und Energiefluss.
- Reiki → Ruhe und innere Ausrichtung.

- Waldbaden → Stressreduktion.
- Kampo → Unterstützung durch Pflanzen.
- Jin Shin Jyutsu → Harmonisierung über Berührung.

Ungeachtet kultureller oder energetischer Interpretationen lässt sich ein gemeinsamer Nenner ausmachen: Der Körper wird unterstützt, aber nicht überfordert.

Kapitel 7

Aquaporine – die Wasserkanäle der Zellen

Wie Wasser in den Körper gelangt und das Leben organisiert

Wasser ist für den menschlichen Körper unverzichtbar. Doch eine entscheidende Frage der Biologie war lange Zeit nur unvollständig beantwortet:

Wie gelangt Wasser eigentlich durch die Zellmembranen?

Zwar war bekannt, dass Wasser Zellen durchdringen kann. Der genaue Mechanismus blieb jedoch über Jahrzehnte unklar.

Erst eine Entdeckung in den 1990er-Jahren brachte hier Klarheit.

Die Entdeckung der Aquaporine

Aquaporine sind winzige Eiweißstrukturen in der Zellmembran, die wie spezialisierte Wasserkanäle funktionieren.

Sie ermöglichen es Wasser, kontrolliert und effizient in die Zellen hinein- und aus ihnen herauszugelangen.

Diese Entdeckung veränderte das Verständnis der Zellbiologie grundlegend.

Für seine Forschung auf diesem Gebiet erhielt der Wissenschaftler Peter Agre im Jahr 2003 den Nobelpreis für Chemie.

Warum Aquaporine so wichtig sind

Zellen sind keine offenen Behälter. Ihre Membranen sind selektiv durchlässig.

Das bedeutet:

- Einige Stoffe können passieren,
- andere werden kontrolliert blockiert,
- wieder andere benötigen spezielle Transportmechanismen.

Aquaporine sind genau für einen dieser Prozesse verantwortlich: den gezielten Wassertransport.

Ohne diese Strukturen wäre der Wasserhaushalt im Körper deutlich weniger effizient regulierbar.

Wasserfluss auf zellulärer Ebene

Aquaporine sorgen dafür, dass Wasser:

- schnell in Zellen einströmen kann,
- bei Bedarf wieder austritt,
- gleichmäßig im Gewebe verteilt wird,
- osmotische Balance unterstützt.

Sie spielen damit eine zentrale Rolle in der Regulation des inneren Milieus des Körpers.

Gleichgewicht statt Überfluss

Der Körper arbeitet nicht mit „mehr ist besser", sondern mit feiner Balance.

Zu viel oder zu wenig Wasser im Zellraum kann problematisch sein.

Aquaporine helfen dabei, dieses Gleichgewicht zu stabilisieren, indem sie Wasserbewegungen präzise steuern.

Man könnte sagen:

Sie sind Teil eines hochsensiblen Regulationssystems, das ständig auf Veränderungen reagiert.

Aquaporine im Gehirn

Besonders interessant ist die Rolle der Aquaporine im Nervensystem.

Im Gehirn existieren spezialisierte Formen, die unter anderem an der Regulation des Wasserhaushalts im Gehirngewebe beteiligt sind.

Dies ist wichtig für:

- den intrakraniellen Druck,
- die Stabilität des neuronalen Milieus,
- die Funktion von Nervenzellen.

Störungen im Wasserhaushalt des Gehirns können weitreichende Folgen haben.

Wasser, Zellfunktion und Alterungsprozesse

Im Laufe des Lebens verändert sich die Fähigkeit des Körpers, Wasser zu regulieren.

Dabei spielen mehrere Faktoren eine Rolle:

- Veränderungen der Zellmembranen,
- Anpassungen im Stoffwechsel,
- hormonelle Veränderungen,
- Veränderungen im Trinkverhalten.

Aquaporine selbst stehen im Zentrum dieser Prozesse, da sie an der grundlegenden Wasserverteilung beteiligt sind.

Was wir sicher wissen

Aus heutiger Sicht gilt als gut belegt:

- Aquaporine existieren in nahezu allen lebenden Organismen,
- sie sind entscheidend für den Wassertransport in Zellen,
- sie beeinflussen die Flüssigkeitsverteilung im Körper,
- ihre Funktion ist essenziell für viele physiologische Prozesse.

Die stille Intelligenz des Körpers

Die Entdeckung der Aquaporine hat etwas Grundlegendes gezeigt:

Der Körper ist nicht zufällig organisiert.

Er besitzt hochspezialisierte Strukturen, die auf feinste Regulation ausgelegt sind.

Wasser bewegt sich nicht einfach „irgendwie“ durch den Körper.

Es folgt klaren biologischen Mechanismen.

Verbindung zur japanischen Sichtweise

Interessant ist, dass traditionelle japanische Heilkonzepte den Körper seit Jahrhunderten als ein System des Flusses betrachten.

Begriffe wie Energiefluss, Harmonie und Balance beschreiben zwar keine molekularen Strukturen, aber sie weisen auf ein ähnliches Grundverständnis hin:

Gesundheit entsteht durch Bewegung, Austausch und Gleichgewicht.

Aquaporine zeigen auf biologischer Ebene, wie dieser Austausch tatsächlich stattfindet – auf einer Ebene, die zur Zeit der Entstehung dieser Traditionen noch unbekannt war.

Schlussgedanke

Die Entdeckung der Aquaporine erinnert uns daran, wie viel Leben im Verborgenen organisiert ist.

Was wir nicht sehen, ist oft genauso entscheidend wie das, was wir sehen.

Wasser ist nicht nur ein äußerliches Element.

Es ist tief in die Architektur des Lebens eingebettet.

Und genau dort, auf Zellebene, beginnt seine stille Wirkung.

Kapitel 8

Dehydration – die unterschätzte Ursache vieler Beschwerden

Wenn dem Körper langfristig Wasser fehlt

Dehydration wird im Alltag oft mit einem akuten Zustand in Verbindung gebracht, der beispielsweise durch starkes Schwitzen, Hitze oder eine unzureichende Flüssigkeitsaufnahme über einen kurzen Zeitraum verursacht wird.

Weniger bekannt ist jedoch die chronische, leichte Dehydration, die sich schleichend entwickelt und über lange Zeit bestehen kann, ohne sofort deutlich erkannt zu werden.

Gerade diese Form wird in vielen Gesundheitssystemen unterschätzt.

Was bedeutet Dehydration?

Dehydration beschreibt einen Zustand, in dem dem Körper nicht ausreichend Flüssigkeit zur Verfügung steht, um seine normalen Funktionen optimal aufrechtzuerhalten.

Dabei geht es nicht nur um Durst.

Wasser ist an nahezu allen Prozessen im Körper beteiligt:

- Stoffwechsel.
- Kreislauf.
- Nervensystem.
- Verdauung.
- Temperaturregulation.

Ein Ungleichgewicht kann sich daher auf vielen Ebenen bemerkbar machen.

Frühe Signale des Körpers

Der Körper sendet bei Flüssigkeitsmangel verschiedene Hinweise.

Diese werden jedoch häufig nicht direkt mit Dehydration in Verbindung gebracht.

Mögliche frühe Anzeichen können sein:

- Müdigkeit,
- Konzentrationsschwierigkeiten,
- Kopfschmerzen,
- trockener Mund,
- reduzierte Leistungsfähigkeit,
- Reizbarkeit.

Diese Symptome sind unspezifisch und können viele Ursachen haben. Flüssigkeitsmangel ist jedoch ein möglicher Einflussfaktor.

Dehydration und Gehirnfunktion

Das Gehirn reagiert besonders sensibel auf Veränderungen im Flüssigkeitshaushalt.

Schon leichte Dehydration kann sich auswirken auf:

- Aufmerksamkeit,
- Reaktionsgeschwindigkeit,
- geistige Klarheit,
- Stimmung.

Viele Menschen interpretieren diese Zustände als Stress oder Erschöpfung, ohne die Rolle von Wasser zu berücksichtigen.

Verdauung und Flüssigkeit

Auch das Verdauungssystem ist auf ausreichende Hydration angewiesen.

Wasser unterstützt:

- die Beweglichkeit des Darms,
- die Konsistenz des Stuhls,
- die enzymatische Verdauung.

Bei zu geringer Flüssigkeitszufuhr kann es bei manchen Menschen zu Verstopfung oder einem trägen Verdauungssystem kommen.

Haut und Bindegewebe

Die Haut ist häufig eines der sichtbaren Systeme, in denen sich Flüssigkeitsmangel bemerkbar machen kann.

Mögliche Veränderungen sind:

- trockene Haut,
- verminderte Elastizität,
- fahler Teint.

Allerdings ist es wichtig zu betonen:

Hautzustände sind multifaktoriell. Wasser ist nur ein Teil eines komplexen Zusammenspiels.

Dehydration und Kreislauf

Das Blut besteht zu einem großen Anteil aus Wasser.

Wenn die Flüssigkeitsmenge im Körper sinkt, kann sich auch die Blutviskosität verändern.

Dies kann dazu führen, dass der Kreislauf stärker belastet wird.

Mögliche Auswirkungen können sein:

- Schwindel beim Aufstehen,
- niedriger Blutdruck,
- reduzierte körperliche Belastbarkeit.

Warum Dehydration oft übersehen wird

Ein zentraler Grund ist, dass der Körper Durst als Signal nutzt.

Doch dieses Signal ist nicht immer zuverlässig.

Mehrere Faktoren können es beeinflussen:

- Alter,
- Stress,
- Gewohnheiten,
- äußere Ablenkung,
- reduzierte Körperwahrnehmung.

Viele Menschen trinken daher erst, wenn der Flüssigkeitsmangel bereits spürbar ist.

Chronische leichte Dehydration

Ein besonders relevanter Aspekt ist die sogenannte „subklinische" oder leichte chronische Dehydration.

Dabei liegt kein akuter Mangel vor, aber eine langfristig leicht zu geringe Flüssigkeitszufuhr.

Dieser Zustand kann sich unauffällig entwickeln und wird im Alltag oft nicht erkannt.

Unterschied zwischen Theorie und Erfahrung

Wissenschaftlich betrachtet ist klar:

- Wasser ist lebensnotwendig,

- Flüssigkeitsmangel beeinträchtigt Körperfunktionen,
- schwere Dehydration ist gefährlich.

Gleichzeitig ist die genaue Bewertung leichter Dehydration im Alltag komplex, da viele Symptome unspezifisch sind.

Häufige Missverständnisse

Im Kontext von Gesundheit und Wasser kursieren verschiedene vereinfachte Aussagen, zum Beispiel:

- „Mehr Wasser löst alle Probleme."
- „Jeder sollte exakt gleich viel trinken."
- „Durst ist immer ein zuverlässiger Indikator."

Die Realität ist differenzierter.

Der individuelle Bedarf hängt ab von:

- Körpergröße.
- Aktivitätslevel.
- Ernährung.
- Klima.
- Gesundheitszustand.

Die Rolle von Bewusstsein

Ein wichtiger Aspekt in der japanischen Gesundheitsphilosophie ist die Wahrnehmung des Körpers.

Nicht nur das Wissen, sondern das Spüren spielt eine Rolle.

Fragen wie:

Habe ich Durst?
Wie fühlt sich mein Körper an?
Bin ich müde oder dehydriert?

können helfen, den eigenen Zustand besser einzuschätzen.

Praktische Integration

Ein bewusster Umgang mit Flüssigkeit muss nicht kompliziert sein.

Oft reichen kleine Gewohnheiten:

- regelmäßiges Trinken über den Tag verteilt,
- ein Glas Wasser am Morgen,
- bewusstes Wahrnehmen von Durst,
- Anpassung an Aktivität und Temperatur.

Schlussgedanke

Dehydration ist im Alltag selten ein plötzliches Ereignis.

Oft ist sie ein schleichender Prozess, der sich durch kleine Signale bemerkbar macht.

Die Herausforderung besteht weniger darin, an Wasser zu denken, sondern es im Alltag bewusst zu integrieren.

Denn Wasser wirkt nicht nur im Moment des Trinkens.

Es wirkt in jedem einzelnen Prozess des Körpers – kontinuierlich, leise und lebensnotwendig.

Kapitel 9

Ionisiertes und basisches Wasser

Was ist ionisiertes Wasser?

Ionisiertes Wasser entsteht durch ein technisches Verfahren, bei dem normales Trinkwasser mithilfe von Elektrolyse in zwei Fraktionen getrennt wird:

- eine eher alkalische (basische) Fraktion,
- eine eher saure Fraktion.

Dabei verändern sich bestimmte Eigenschaften des Wassers, insbesondere sein pH-Wert.

Die alkalische Fraktion wird als basisches Wasser bezeichnet.

Was bewirkt ein Ionisiertes Wasser?

Ionisiertes oder basisches Wasser wird häufig mit folgenden Effekten in Verbindung gebracht:

- bessere Entsäuerung des Körpers,
- mehr Energie,
- Schutz vor Krankheiten,
- verbesserte Zellfunktion,
- Unterstützung des Stoffwechsels.

Gesundheitliche Effekte

Viele Menschen, die regelmäßig basisches, ionisiertes Wasser trinken, berichten von Veränderungen.

Hier sind einige Beispiele:

- verbessertes Trinkverhalten,
- bewusstere Flüssigkeitsaufnahme,
- besseres Wohlbefinden,
- mehr Achtsamkeit im Alltag,
- bessere gesundheitliche Ergebnisse,
- viel mehr Energie,
- schönere und gesündere Haut.

Ich habe hier nur einige Beispiele genannt, die Liste ist sehr viel länger.

Technische Aspekte

Ionisierungsgeräte verändern unter anderem:

- pH-Wert des Wassers.
- Mineralverteilung.
- Redoxpotenzial.

Diese Veränderungen sind messbar und ihre biologische Bedeutung für den menschlichen Körper ist komplex.

Die Rolle des Bewusstseins

Unabhängig von der Wasserart bleibt ein zentraler Faktor bestehen:

Die Art, wie wir trinken.

- bewusst oder nebenbei,
- regelmäßig oder unstrukturiert,
- ausreichend oder zu wenig.

Es ist wichtig, sich bewusst für ein Wasser zu entscheiden, das den ganzen Körper und alle unsere Zellen erreichen kann. Dabei sollten wir die Aquaporine nie außer Acht lassen.

Verbindung zur japanischen Perspektive

In der japanischen Gesundheitskultur steht die Qualität der Wahrnehmung im Vordergrund.

Wasser wird dort oft als etwas Einfaches und Natürliches betrachtet.

Allerdings, genießen die Menschen in Japan ein ganz besonderes Wasser.

Schlussgedanke

Ionisiertes und basisches Wasser sind interessante technische Entwicklungen, die viele Diskussionen ausgelöst haben.

Der menschliche Körper benötigt Wasser in ausreichender Menge und regelmäßiger Zufuhr. Es sollte allerdings so strukturiert sein, dass es alle unsere Zellen erreichen kann.

Entscheidend ist dann die kontinuierliche Versorgung. Unter diesen Voraussetzungen ist der Körper in der Lage, viele Krankheiten abzuwehren.

Kapitel 10

Die Geschichte hinter ionisiertem Wasser

Seit mehr als fünf Jahrzehnten wird in Japan eine besondere Form der Wasseraufbereitung produziert. Ein japanisches Unternehmen, das in den 1970er-Jahren gegründet wurde, entwickelte sich im Laufe der Zeit zu einem der weltweit bekanntesten Hersteller von Wasserionisatoren. Heute werden diese Systeme in vielen Ländern eingesetzt und haben eine treue Anhängerschaft aufgebaut. Die japanische Philosophie basiert auf der Überzeugung, dass hochwertiges Trinkwasser einen wichtigen Beitrag zu Gesundheit und Wohlbefinden leisten kann.

Was macht die Erfolgsgeschichte aus?

Ein wesentlicher Grund für den weltweiten Erfolg des Unternehmens liegt in dessen japanischer Herkunft. Japan beschäftigt sich bereits seit vielen Jahrzehnten mit elektrolysiertem Wasser. Die Forschung zu alkalischem, ionisiertem Wasser reicht bis in die erste Hälfte des 20. Jahrhunderts zurück. Bereits in den 1960er-Jahren wurden entsprechende Geräte in Japan für bestimmte Anwendungen zugelassen.

Hervorzuheben ist zudem, dass eine Produktionsstätte in Osaka bereits in den 1980er-Jahren vom japanischen Gesundheitsministerium als Hersteller medizinischer Geräte anerkannt wurde. Dies kann als Zeichen für hohe Fertigungsstandards angesehen werden.

Was ist das Besondere an ionisiertem Wasser?

Dieses Wasser entsteht durch Elektrolyse. Dabei wird normales Leitungswasser mithilfe elektrischer Energie in verschiedene Wasserfraktionen aufgeteilt. Das Ergebnis ist unter anderem ein alkalisches Wasser mit verändertem pH-Wert und messbarem Wasserstoffgehalt.

Der pH-Wert

Der pH-Wert gibt an, ob Wasser eher sauer oder alkalisch ist.

Normales Trinkwasser hat in der Regel einen pH-Wert zwischen 6,5 und 8.

Ionisiertes Wasser wird häufig in einem Bereich von pH 8,5 bis pH 9,5 genutzt. Viele Anwender schätzen den weicheren Geschmack und die veränderten Eigenschaften dieses Wassers.

Der ORP-Wert

ORP steht für „Oxidations-Reduktions-Potenzial".

Ein negativer ORP-Wert deutet auf ein antioxidatives Potenzial hin. Durch den Elektrolyseprozess können Werte entstehen, die deutlich von gewöhnlichem Leitungswasser abweichen.

Ein negatives Redoxpotenzial (ORP) sind Elektronen für den Körper.

Beim Trinken von ionisiertem Wasser nehmen Sie Wasser mit einem **negativen Redoxpotenzial** auf. Das bedeutet, dass dieses

Wasser über frei verfügbare Elektronen verfügt. Elektronen helfen, diese Reaktionen auszugleichen.

Ein negativer ORP-Wert steht daher für **antioxidative Eigenschaften** – im Gegensatz zu herkömmlichem Wasser mit positivem ORP, bei dem der Körper selbst Energie aufwenden muss.

Gelöster Wasserstoff

In den letzten Jahren hat sich die Forschung zunehmend auf den im Wasser gelösten molekularen Wasserstoff konzentriert.

Molekularer Wasserstoff (H_2) – feinste antioxidative Unterstützung.

Durch die Elektrolyse wird dem Wasser **molekularer Wasserstoff (H_2)** angereichert.
Dieser ist besonders klein und reaktionsfreudig.

In der Wissenschaft wird H_2 als möglicher **Modulator oxidativer Prozesse** diskutiert.
Er kann dazu beitragen, überschüssige reaktive Sauerstoffverbindungen abzufangen.

Für die Gesundheit bedeutet das:
Ein zusätzliches Element, das den Körper **auf zellulärer Ebene unterstützen** kann.

Oberflächenspannung und „Mikrocluster"

Viele Wissenschaftler sprechen von ionisiertem Wasser von einer reduzierten Oberflächenspannung und kleineren Wasserclustern. Was kann das bedeuten:

Niedrige Oberflächenspannung – Wasser erreicht die Zellen leichter,

Ionisierung verändert auch die **physikalische Struktur** des Wassers.

Eine niedrigere Oberflächenspannung bedeutet:

- Das Wasser ist „fließfähiger".
- Es kann leichter in feine Gewebestrukturen gelangen.
- Nährstoffe werden besser transportiert.
- Stoffwechselprodukte können effizienter abtransportiert werden.

Bildlich gesprochen:
Nicht schweres Wasser, das drückt – sondern Wasser, das **mühelos fließt**.

Struktur des Wassers – Orientierung für den Organismus

Im ionisierten Zustand ordnen sich Wassermoleküle **gleichmäßiger** an.

Diese geordnete Struktur ähnelt der Wasserorganisation in lebenden Systemen.

Der Körper erkennt solches Wasser leichter und kann es effizienter nutzen.

Nicht durch Zwang – sondern durch **biologische Passung**.

Mineralien

Die im Leitungswasser vorhandenen Mineralstoffe bleiben grundsätzlich alle erhalten.

Das könnte für die Gesundheit relevant sein, und zwar aus folgenden Gründen:

Wasser ist nicht nur ein Füllstoff.

Es ist Transportmedium, Informationsträger und Grundlage jeder Zellfunktion.

Ohne diese Eigenschaften bleibt Wasser passiv.

Wasser wird für uns zu einem aktiven Begleiter für Energie, Klarheit und Wohlbefinden.

Mit so einem Wasser aus einem **medizinisch zertifizierten Ionisator** wird das Leitungswasser in Wasser mit funktionellen, physikalischen Eigenschaften verwandelt.

Wasser ist einer von vielen Bausteinen eines gesunden Lebens.

Fazit

Die medizinisch zertifizierten Geräte erzeugen alkalisches, elektrolysiertes und wasserstoffhaltiges Wasser, dessen Eigenschaften sich messbar von gewöhnlichem Leitungswasser unterscheiden.

Gleichzeitig gilt: Die physikalischen Eigenschaften des Wassers sind gut messbar, während viele gesundheitliche Wirkungen weiterhin Gegenstand wissenschaftlicher Forschung sind. Wer sich mit ionisiertem Wasser beschäftigt, begegnet deshalb sowohl begeisterten Anwenderberichten als auch kritischen wissenschaftlichen Stimmen. Gerade diese Kombination macht das Thema bis heute so faszinierend.

Wenn Sie tiefer in dieses Thema eintauchen möchten, finden Sie auf unserer Website weitere Impulse. Bei unseren Gesprächen, Vorträgen und Informationsabenden ist außerdem Zeit für Fragen und Austausch vorgesehen.

Vielleicht finden Sie dort genau die Impulse, die Sie suchen.

www.kompassfuersleben.com

Teil III - Die Natur als Heilerin

In der japanischen Gesundheits- und Lebensphilosophie nimmt die Natur eine besondere Stellung ein. Sie ist nicht nur Kulisse des Lebens, sondern ein aktiver Faktor für das menschliche Wohlbefinden.

Wald, Berge, Wasser und die Jahreszeiten werden dabei nicht als getrennte Elemente betrachtet, sondern als Ausdruck eines lebendigen Systems, in das der Mensch eingebettet ist.

In dieser Sichtweise entsteht Gesundheit nicht nur im Inneren des Körpers, sondern auch in der Beziehung zur Umgebung.

Kapitel 11

Shinrin Yoku – Waldbaden

Die Rückkehr in die natürliche Wahrnehmung

Der Begriff „Shinrin Yoku" bedeutet wörtlich „Eintauchen in die Waldatmosphäre".

Dieses Konzept entstand in Japan in den 1980er-Jahren als Antwort auf eine zunehmend technisierte und stressreiche Gesellschaft.

Die Idee ist einfach: Der Mensch soll bewusst Zeit im Wald verbringen – ohne ein bestimmtes Ziel zu verfolgen, sondern mit voller Präsenz.

Was bedeutet Waldbaden?

Beim Waldbaden handelt es sich weder um einen sportlichen Akt noch um eine klassische Wanderung.

Es geht nicht um Leistung, Strecke oder Tempo.

Stattdessen steht im Mittelpunkt:

- langsames Gehen,
- bewusstes Atmen,
- Wahrnehmen der Umgebung,
- Reduktion von Reizen,
- stille Präsenz.

Der Wald wird dabei nicht „durchquert", sondern erlebt.

Die Wirkung auf das Nervensystem

Nach Aufenthalten im Wald berichten viele Menschen von einem Gefühl der Ruhe und Klarheit.

Aus wissenschaftlicher Sicht wird erforscht, welchen Einfluss natürliche Umgebungen auf das autonome Nervensystem haben können.

Dabei spielen insbesondere Stressreaktionen eine Rolle.

Der Körper verfügt über zwei zentrale Zustände:

- Aktivierung (Sympathikus)
- Regeneration (Parasympathikus)

Waldbaden wird mit einer Verschiebung hin zu mehr Ruhe und Regeneration in Verbindung gebracht.

Stresshormone und Erholung

In Studien wurde untersucht, welchen Einfluss Aufenthalte in der Natur auf die Stressmarker im Körper haben.

Dabei wurde insbesondere das Hormon Cortisol betrachtet.

Cortisol ist ein Hormon, das in Stresssituationen ausgeschüttet wird.

Einige Untersuchungen zeigen, dass sich die Stresswerte reduzieren, wenn man Zeit in der Natur verbringt.

Immunsystem und Naturkontakt

Ein weiterer Forschungsbereich beschäftigt sich mit dem Immunsystem.

Dabei wird untersucht, ob und wie natürliche Umgebungen bestimmte Immunparameter beeinflussen können.

Diskutiert werden unter anderem:

- Luftqualität im Wald,
- mikrobiologische Vielfalt,
- Reduktion von Stress als indirekter Faktor.

Der Aufenthalt in der Natur, im Wald, stärkt das Immunsystem und gibt dem Körper Ruhe und Erholung, was sich positiv auf das allgemeine Wohlbefinden auswirkt.

Die Rolle der Sinne

Ein zentraler Aspekt des Waldbadens ist die Aktivierung der Sinne:

- Sehen (Farben, Licht, Bewegung).
- Hören (Wind, Vögel, Stille).
- Riechen (Bäume, Erde, Harz).
- Fühlen (Luft, Temperatur, Boden).

Diese sensorische Vielfalt kann den Menschen aus der reinen Kopfaktivität herausführen.

Langsamkeit als Heilprinzip

In der modernen Welt ist Geschwindigkeit oft ein dominierendes Prinzip.

Dem setzt Waldbaden bewusst etwas anderes entgegen:

Langsamkeit.

Diese Veränderung des Tempos hat nicht nur äußere, sondern auch innere Auswirkungen.

Viele Menschen berichten, dass ihre Gedanken zur Ruhe kommen, wenn sie selbst langsamer werden.

Natur als Spiegel

Die Natur bewertet nicht.

Sie verlangt keine Leistung.

Sie ist einfach da.

Diese Erfahrung kann für viele Menschen entlastend sein.

Der Wald wird so zu einem Ort, an dem nichts „getan werden muss“.

Praktische Elemente des Waldbadens

Ein einfaches Waldbad kann beinhalten:

- langsames Gehen ohne Ziel,
- bewusstes Atmen,
- Pausen zum Stehenbleiben,
- Berühren von Bäumen oder Pflanzen,
- Sitzen an einem ruhigen Ort,
- Beobachten ohne Bewertung.

Wichtig ist nicht die Dauer, sondern die Qualität der Aufmerksamkeit.

Integration in den Alltag

Waldbaden muss kein seltenes Ereignis sein.

Auch kleine Naturmomente können Wirkung haben:

- ein Parkbesuch,
- ein Baum in der Nachbarschaft,
- ein kurzer Spaziergang,
- bewusster Aufenthalt im Freien.

Entscheidend ist die Präsenz, nicht die Entfernung.

Schlussgedanke

Die Idee hinter Shinrin Yoku ist einfach, aber tiefgreifend:

Der Mensch ist nicht von der Natur getrennt. Er ist Teil von ihr.

Manchmal genügt ein bewusster Moment im Grünen, um sich daran zu erinnern.

Kapitel 12

Die Heilkraft der Bäume

Phytonzide, Terpene und die stille Biologie des Waldes

Wenn Menschen über den Wald sprechen, beschreiben sie oft dessen Atmosphäre: Ruhe, Weite und Klarheit. Doch hinter diesem subjektiven Erleben steckt auch eine biologische Realität, die zunehmend wissenschaftlich erforscht wird.

Bäume und Pflanzen stehen in einem ständigen Austausch mit ihrer Umgebung. Sie geben Stoffe ab, reagieren auf Stress, kommunizieren über chemische Signale und beeinflussen somit die Luft, die wir einatmen.

Ein Teil dieser unsichtbaren Prozesse spielt eine zentrale Rolle bei der von uns erlebten „Wirkung des Waldes“.

Was sind Phytonzide?

Phytonzide sind flüchtige organische Verbindungen, die von Bäumen und Pflanzen abgegeben werden.

Sie dienen der Pflanze unter anderem als Schutz vor:

- Bakterien.
- Pilzen.
- Insekten.

Diese Stoffe sind Teil der natürlichen Abwehrmechanismen von Pflanzen.

Für den Menschen sind sie vor allem dadurch interessant, dass sie über die Waldluft aufgenommen werden können.

Terpene – die Duftstoffe des Waldes

Terpene sind eine große Gruppe von Naturstoffen, die unter anderem für den typischen Geruch von Wäldern verantwortlich sind.

Man kennt sie zum Beispiel von:

- Kiefer.
- Zeder.
- Fichte.
- Eukalyptus.

Diese Stoffe sind nicht nur Duftträger, sondern erfüllen in der Pflanze wichtige biologische Funktionen.

Wie gelangen diese Stoffe in den Körper?

Beim Aufenthalt im Wald atmen wir diese flüchtigen Substanzen über die Luft ein.

Sie gelangen über die Atemwege in Kontakt mit:

- der Lunge,
- dem Blutkreislauf (indirekt über Gas-Austauschprozesse),
- dem Nervensystem über sensorische Reize.

Der Körper reagiert auf diese Reize, ohne dass wir bewusst eingreifen müssen.

Was sagt die Forschung?

In den letzten Jahren haben insbesondere japanische Forschungsgruppen begonnen, die Effekte von Waldbesuchen systematisch zu untersuchen.

Dabei wurden verschiedene physiologische Veränderungen beobachtet, unter anderem:

- Veränderungen im Stressniveau.
- Veränderungen bestimmter Immunparameter.
- Auswirkungen auf Herzfrequenz und Blutdruck.

Diese Ergebnisse zeigen, dass Aufenthalte im Wald messbare Auswirkungen auf die Körperfunktionen haben.

Der Wald als multisensorisches System

Die Wirkung des Waldes entsteht nicht nur durch einzelne Stoffe wie Terpene oder Phytonzide.

Sie entsteht durch das Zusammenspiel vieler Faktoren:

- visuelle Eindrücke (Grün, Licht, Bewegung),

- akustische Reize (Wind, Vögel, Stille),
- olfaktorische Signale (Duftstoffe der Pflanzen),
- körperliche Bewegung,
- reduzierte Reizüberflutung.

Der Wald wirkt damit als komplexes Gesamtsystem auf den Menschen.

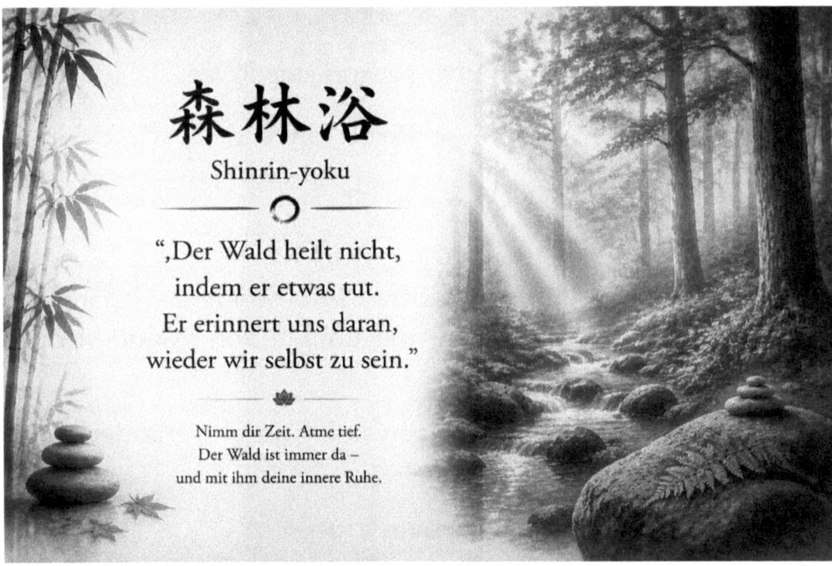
森林浴
Shinrin-yoku
"‚Der Wald heilt nicht,
indem er etwas tut.
Er erinnert uns daran,
wieder wir selbst zu sein."
Nimm dir Zeit. Atme tief.
Der Wald ist immer da –
und mit ihm deine innere Ruhe.

Nervensystem und natürliche Umgebungen

Das autonome Nervensystem reagiert stark auf Umgebungseinflüsse.

In natürlichen Räumen zeigt sich häufig eine Verschiebung hin zu mehr Ruhe und Stabilität.

Dies wird unter anderem mit einer Aktivierung des Parasympathikus in Verbindung gebracht, der für Regeneration und Erholung zuständig ist.

Die Sprache der Pflanzen

Bäume kommunizieren nicht im menschlichen Sinne, aber sie stehen in einem komplexen Austausch mit ihrer Umwelt.

Sie reagieren auf:

- Lichtverhältnisse,
- Verletzungen,
- Nachbarpflanzen,
- klimatische Bedingungen.

Diese Prozesse erzeugen eine dynamische Umgebung, die sich ständig verändert.

Der Mensch ist Teil dieses Systems, sobald er sich darin aufhält.

Natur als Regulationsraum

Der Wald kann als ein Raum verstanden werden, in dem der menschliche Organismus leichter in seinen natürlichen Rhythmus zurückfindet.

Nicht, weil er „etwas heilt", sondern weil er weniger Störungen verursacht.

Reduzierte Reize bedeuten oft:

- weniger mentale Überforderung,
- mehr körperliche Wahrnehmung,
- mehr innere Ruhe.

Zwischen Wissenschaft und Erfahrung

Die Forschung zu Waldbaden und Pflanzenstoffen zeigt interessante Ansätze. Gleichzeitig berichten viele Menschen unabhängig davon über subjektive Erfahrungen von:

- innerer Beruhigung,

- besserem Schlafgefühl,
- mentaler Klarheit,
- emotionaler Stabilität.

Beide Perspektiven – wissenschaftliche Untersuchung und persönliche Erfahrung – ergänzen sich hier, ohne sich vollständig zu ersetzen.

Schlussgedanke

Die Heilkraft der Bäume liegt vermutlich nicht in einem einzelnen Stoff oder einer einzelnen Wirkung.

Sie liegt vielmehr in der Gesamtheit eines lebendigen Systems, in das wir eingebettet sind und das uns umgibt.

Der Wald wirkt nicht laut.

Er wirkt still.

Gerade diese Stille erleben viele Menschen als tief regenerierend.

Kapitel 13

Naturverbundenheit als Medizin

Stille, Zen-Gärten und die Rückkehr zur Einfachheit

In der japanischen Kultur ist die Natur nicht nur ein Ort, den man besucht, sondern ein Raum, in dem sich das Bewusstsein ordnen kann.

Naturverbundenheit wird dabei nicht als romantische Idee, sondern als praktische Form der inneren Regulation verstanden.

Dabei spielen Stille, Einfachheit und reduzierte Gestaltung eine zentrale Rolle.

Natur als Spiegel innerer Zustände

Die Natur urteilt nicht.

Sie ist weder schnell noch langsam im menschlichen Sinne, sondern folgt einfach ihren eigenen Rhythmen.

Diese Erfahrung kann eine besondere Wirkung haben.

Der Mensch begegnet etwas, das nicht reagiert, nicht beurteilt und nichts fordert.

In dieser Begegnung lässt oft die innere Spannung nach.

Zen-Gärten – die Kunst der Reduktion

Zen-Gärten sind gestaltete Landschaften, die nicht dazu dienen, die Natur im klassischen Sinne darzustellen, sondern der Kontemplation.

Kontemplation bedeutet: tiefes Nachdenken, geistige Sammlung und besinnliches Betrachten.

Typische Elemente sind:

- Kiesflächen,
- sorgfältig platzierte Steine,
- minimalistische Bepflanzung,
- klare Linien und Strukturen.

Alles Überflüssige wird reduziert.

Was bleibt, ist eine stille Ordnung.

Wirkung von Einfachheit

Die reduzierte Gestaltung eines Zen-Gartens hat nicht nur ästhetische Bedeutung.

Sie wirkt auch auf die Wahrnehmung:

- weniger visuelle Überforderung,
- mehr Fokus auf einzelne Elemente,
- langsamere gedankliche Verarbeitung.

In einer Welt voller Reize kann Reduktion selbst zu einer Form von Entlastung werden.

Stille als aktiver Zustand

Stille wird oft als das Fehlen von Geräuschen verstanden.

Aus japanischer Perspektive ist Stille jedoch mehr als das.

Sie ist ein Zustand der Präsenz.

Es ist ein Raum, in dem sich die Wahrnehmung klären kann, ohne überlagert zu werden.

Natur und Nervensystem

Der menschliche Organismus reagiert sensibel auf seine Umgebungen.

In natürlichen oder stark reduzierten Räumen zeigen sich häufig Veränderungen im Erleben von Stress und innerer Anspannung.

Auch wenn die Forschung hier weiterhin differenziert arbeitet, ist der Zusammenhang zwischen Umgebung, Stressregulation und Wohlbefinden ein zentraler Untersuchungsbereich.

Natur als Gegenpol zur Überstimulation

Moderne Lebenswelten sind oft geprägt von:

- Informationsdichte,
- Geräuschkulissen,
- visueller Überladung,
- permanenter Erreichbarkeit.

Die Natur bietet dazu einen Gegenpol:

- Weite statt Enge.
- Rhythmus statt Beschleunigung.
- Einfachheit statt Überladung.

Dieser Kontrast kann entlastend wirken.

Wahrnehmung ohne Ziel

Ein wesentlicher Aspekt der Naturverbundenheit in der japanischen Tradition ist das absichtslose Wahrnehmen.

Das bedeutet:

- nichts erreichen müssen,
- nichts analysieren müssen,
- nichts optimieren müssen.

Stattdessen entsteht ein Zustand des reinen Erlebens.

Verbindung zur inneren Ordnung

Viele traditionelle Ansätze gehen davon aus, dass äußere Ordnung einen Einfluss auf innere Zustände haben kann.

Ein klarer Raum, ein ruhiger Garten oder eine natürliche Umgebung können dazu beitragen, dass sich auch die inneren Prozesse beruhigen.

Dies ist jedoch nicht im Sinne einer direkten „Heilwirkung“ zu verstehen, sondern als unterstützender Rahmen.

Natur als Erinnerung

Der Kontakt zur Natur kann etwas sehr Grundlegendes auslösen: die Erinnerung daran, dass der Mensch Teil eines größeren Systems ist.

Er ist nicht getrennt oder isoliert, sondern eingebettet in zyklische Prozesse von Wachstum, Wandel und Ruhe.

Kleine Naturmomente im Alltag

Naturverbundenheit muss nicht immer ein Wald oder ein Garten sein.

Auch kleine Elemente können Wirkung entfalten:

- ein Baum im Blickfeld,
- ein kurzer Aufenthalt im Freien,
- bewusstes Atmen an der frischen Luft,
- Beobachtung von Licht und Wetter.

Entscheidend ist nicht die Größe des Ortes, sondern die Qualität der Aufmerksamkeit.

Schlussgedanke

Naturverbundenheit als medizinisches Prinzip bedeutet nicht, dass die Natur „heilt“.

Vielmehr schafft sie Bedingungen, unter denen sich der Mensch leichter regulieren kann.

In dieser Sichtweise ist die Natur also kein Gegenmittel.

Sie ist ein Raum.

Ein Raum, in dem der Organismus sich selbst wieder besser spüren kann.

Ja, die Natur schenkt vielen Menschen Heilung – ich gehöre auch zu diesen Menschen.

Teil IV - Energiearbeit und Berührung

Berührung ist eine der ursprünglichsten Formen der menschlichen Kommunikation.

Noch bevor wir sprechen lernen, nehmen wir unsere Umwelt über Hautkontakt, Wärme, Druck und Nähe wahr. Diese frühen Erfahrungen prägen unser Nervensystem und unser Gefühl von Sicherheit oft weit über die Kindheit hinaus.

In der japanischen Heiltradition spielt Berührung deshalb eine zentrale Rolle – jedoch nicht als Technik allein, sondern als bewusste Form der Aufmerksamkeit.

Kapitel 14

Reiki

Berührung, Präsenz und die Idee der universellen Lebensenergie

Reiki ist eine zu Beginn des 20. Jahrhunderts in Japan entwickelte Methode, die heute weltweit praktiziert wird.

Im Zentrum steht die Arbeit mit den Händen, entweder durch sanftes Auflegen oder durch achtsame Nähe zum Körper.

Ursprung und Entwicklung

Reiki geht auf Mikao Usui zurück, der diese Methode in Japan entwickelte.

Dabei verband er spirituelle Praxis, Achtsamkeit und einfache Handtechniken zu einem System, das auf Ruhe, Präsenz und innerer Sammlung basiert.

Im Laufe der Zeit verbreitete sich Reiki international und es entstanden unterschiedliche Schulen und Ausprägungen.

Grundprinzipien von Reiki

Im Kern basiert Reiki auf einigen einfachen Ideen:

- der Mensch besitzt eine natürliche Fähigkeit zur Regulation.
- Berührung kann beruhigend und stabilisierend wirken.
- Aufmerksamkeit verändert die Qualität von Erfahrung.
- Ruhe ist eine Voraussetzung für Regeneration.

Wichtig ist dabei: Reiki ist weniger eine Technik im klassischen Sinne, sondern eher eine Haltung.

Die Rolle der Hände

Die Hände spielen in vielen Heiltraditionen eine besondere Rolle.

Sie sind:

- Werkzeuge der Wahrnehmung.
- Instrumente der Kommunikation.
- Mittel zur Beruhigung.

Im Reiki werden die Hände bewusst auf bestimmte Körperbereiche gelegt oder darüber gehalten.

Dabei steht nicht „Machen" im Vordergrund, sondern „Sein".

Reiki als Achtsamkeitspraxis

Unabhängig von energetischen Deutungen kann Reiki auch als Form der Achtsamkeit betrachtet werden.

Dabei wird die Aufmerksamkeit auf den Körper gerichtet.

Die Geschwindigkeit wird reduziert.

Der Atem wird ruhiger.

So kann Reiki dabei helfen, den Kontakt zum eigenen Körper zu vertiefen.

Selbstanwendung

Eine einfache Form der Praxis ist die Selbstbehandlung:

- Hände auf verschiedene Körperbereiche legen,
- einige Minuten in Ruhe verweilen,
- Atmung beobachten,
- Körperempfindungen wahrnehmen.

Dabei geht es nicht um Perfektion, sondern um Präsenz.

Wirkung auf das Nervensystem

Berührung ist ein wichtiger Reiz für das autonome Nervensystem.

Sanfte, sichere Berührungen können dazu beitragen, den Körper in einen ruhigeren Zustand zu versetzen.

In der Forschung wird auch untersucht, wie sich Berührung auf Stressreaktionen auswirkt.

Schlussgedanke

Reiki ist weniger eine „Technik zur Heilung“ als vielmehr eine Möglichkeit der Hinwendung.

Eine Hinwendung zum Körper.

Hinwendung zum Moment.

Hinwendung zur Stille.

Vielleicht liegt seine eigentliche Bedeutung genau darin: nicht im Tun, sondern im bewussten Sein mit sich selbst. Ich bin der Meinung, dass auf diese Weise auch Heilung ausgelöst werden kann.

Kapitel 15

Jin Shin Jyutsu – Japanisches Heilströmen

Bevor ich näher auf dieses Kapitel eingehe, möchte ich eine wahre Geschichte über Jin Shin Jyutsu erzählen.

Eine wahre Geschichte über Jin Shin Jyutsu

Was ist passiert?

Als mein Mann an Krebs erkrankte, suchte er nach alternativen Wegen, die Selbstheilungskräfte seines Körpers zu aktivieren. Dabei entschied er sich für eine Panchakarma-Kur. Der Leiter des Gesundheitszentrums, Eugen, verfügte über umfangreiche Kenntnisse auf verschiedenen Gebieten. Dazu gehörte auch das Jin Shin Jyutsu.

Eugen erzählte meinem Mann folgende Geschichte:

Zu Beginn seiner Laufbahn hatte er in München einen Vortrag über Jin Shin Jyutsu besucht. Die dort vermittelten Inhalte faszinierten ihn so sehr, dass er begann, sich intensiv mit dieser jahrhundertealten Heilkunst zu beschäftigen. Fortan lernte und praktizierte er täglich, wie sich der natürliche Energiefluss im Körper harmonisieren lässt.

Noch bevor er Besitzer eines Gesundheitszentrums wurde, führte Eugen eine Praxis im Sauerland.

Eines Tages kam eine Bäuerin zu ihm, der im Krankenhaus die Amputation eines Beines empfohlen worden war. Die Ärzte hatten ihr erklärt:

„Ihr Bein muss amputiert werden, weil das Gewebe irreparabel geschädigt ist und eine Heilung unmöglich erscheint.“

Für die Frau wäre dies ein einschneidender und unumkehrbarer Schritt gewesen. Anschließend hätte sie ihren Hof nicht mehr wie gewohnt bewirtschaften können.

In ihrer Verzweiflung suchte sie Rat bei Eugen.

Er untersuchte das Bein und sprach offen und ehrlich mit ihr über die Situation. Anschließend begann eine längere Behandlung, bei der er die entsprechenden Energiepunkte aktivierte, um den Energiefluss im betroffenen Bein wieder zu harmonisieren.

Nach einigen Wochen zeigte sich ein Erfolg, mit dem kaum jemand gerechnet hatte: Das Bein konnte erhalten werden.

Doch das ist nur der erste Teil der Geschichte.

Warum erzählte Eugen meinem Mann diese Begebenheit?

Nachdem er später sein Gesundheitszentrum eröffnet hatte, lud er – wie es sich gehört – die Nachbarn und die Bewohner des Dorfes zu einem Tag der offenen Tür ein.

Viele Menschen begegneten dem neuen Gesundheitszentrum jedoch mit großer Skepsis. Sie hielten die vorgestellten Methoden für fragwürdig und bezeichneten sie bereits im Vorfeld als „Hokuspokus“.

Wer das Sauerland kennt, weiß, dass die Menschen dort meist direkt sagen, was sie denken.

So kamen einige Dorfbewohner zur Eröffnung, um ihre Meinung über diesen „ausländischen Kram“ kundzutun.

Nachdem Eugen seine Begrüßungsrede gehalten hatte, meldeten sich die ersten Gäste zu Wort.

Plötzlich erhob sich eine Frau.

Es war die Bäuerin, die einige Zeit zuvor zu ihm gekommen war und deren Bein nach Ansicht der Ärzte hätte amputiert werden sollen.

Sie sprach offen über ihre Erfahrungen mit dem „ausländischen Kram“ und schilderte, was sie selbst erlebt hatte.

Dann geschah etwas Bemerkenswertes.

Die Frau trug einen Rock.

Alle Anwesenden konnten sehen, dass sie noch beide Beine hatte.

Mit einem Schlag verstummten die kritischen Stimmen.

Das Grollen im Dorf war vorbei.

Von diesem Tag an wurde Eugen akzeptiert – wenn auch weiterhin mit den wachsamen Augen echter Sauerländer beobachtet.

> *Mir war es wichtig, diese Geschichte zu teilen, in der Hoffnung, dass jeder einzelne Leser nicht einfach alles akzeptiert, was die „Macht in Weiß“ sagt, sondern immer auch selbst recherchiert und dabei Heiltechniken anderer Kontinente miteinbezieht. Oft gibt es dann für Patienten, die keine Hoffnung mehr haben, eine*

Möglichkeit, die ihnen wieder Mut und Hoffnung schenkt.

Und genau das ist der erste Schritt zur Besserung.

Die Kunst der einfachen Berührung und inneren Harmonisierung

Jin Shin Jyutsu ist eine aus Japan stammende Praxis, die mit sehr einfachen Mitteln arbeitet: den eigenen Händen und der bewussten Berührung bestimmter Körperbereiche.

Im Gegensatz zu vielen komplexen Systemen ist diese Methode bewusst einfach gehalten. Sie basiert auf der Idee, dass der Körper über eine natürliche Fähigkeit zur Selbstregulation verfügt, die durch achtsame Berührung unterstützt werden kann.

Grundidee: Der Körper als energetisches System

Beim Jin Shin Jyutsu wird der Mensch als System betrachtet, in dem verschiedene Strömungen zusammenwirken.

Wenn diese „Strömungen" aus dem Gleichgewicht geraten, können sich Spannungen auf körperlicher oder emotionaler Ebene zeigen.

Das Ziel der Praxis ist nicht, etwas „zu reparieren", sondern den Körper vielmehr an seine natürliche Ordnung zu erinnern.

Die Kraft der Hände

Die Hände sind im Jin Shin Jyutsu das zentrale Werkzeug.

Dabei gilt:

- jede Hand ist jederzeit verfügbar,
- Berührung ist unmittelbar wirksam im Erleben,

- keine Hilfsmittel sind notwendig.

Allein das Halten bestimmter Finger oder Körperbereiche kann eine beruhigende Wirkung auf das Erleben haben.

Sicherheitsenergieschlösser

Ein zentrales Konzept sind die sogenannten „Sicherheitsenergieschlösser".

Dies sind bestimmte Bereiche am Körper, an denen sich Spannungen sammeln können.

Durch das sanfte Halten dieser Punkte soll der Körper in einen Zustand der Entlastung und Harmonisierung gelangen.

Wichtig ist: Die Praxis erfolgt ohne Druck und ohne Schmerzen.

Die Finger als Zugang

Ein besonders bekannter Teil der Methode ist das Halten der Finger.

Jeder Finger wird dabei symbolisch bestimmten inneren Zuständen zugeordnet.

Die Praxis ist einfach:

- einen Finger sanft umfassen,
- einige Minuten ruhig halten,
- den Atem fließen lassen,
- beobachten, was sich im Körper verändert.

Die fünf Fingerpraxis

Eine einfache Übungsform umfasst alle Finger nacheinander:

- Daumen halten,
- Zeigefinger halten,

- Mittelfinger halten,
- Ringfinger halten,
- kleiner Finger halten.

Jede dieser Positionen kann als Moment der Rückkehr zu Ruhe und Körperwahrnehmung dienen.

Wirkung auf das Nervensystem

Auch wenn Jin Shin Jyutsu energetisch beschrieben wird, lässt sich ein Teil der Wirkung über bekannte physiologische Mechanismen erklären.

Sanfte Selbstberührung kann:

- das Nervensystem beruhigen,
- Stressreaktionen reduzieren,
- Körperwahrnehmung stärken,
- emotionale Stabilität fördern.

Einfachheit als Prinzip

Ein zentrales Merkmal dieser Praxis ist ihre Einfachheit.

Es braucht:

- keine Vorbereitung,
- keine besonderen Kenntnisse,
- keine äußeren Hilfsmittel.

Diese Reduktion ist bewusst gewählt.

Sie ermöglicht es, jederzeit in Kontakt mit dem eigenen Körper zu gehen.

Anwendung im Alltag

Jin Shin Jyutsu kann in sehr alltäglichen Situationen eingesetzt werden:

- bei Stress,
- vor dem Einschlafen,
- in Pausen,
- in emotional belastenden Momenten.

Schon wenige Minuten können ausreichen, um einen Wechsel im inneren Erleben zu unterstützen.

Schlussgedanke

Jin Shin Jyutsu erinnert uns daran, dass Körper und Bewusstsein nicht voneinander getrennt sind.

Manchmal genügt eine ruhige Berührung der eigenen Hand, um wieder mit sich selbst in Kontakt zu kommen.

Nicht durch Anstrengung.

Sondern durch Zuwendung.

Kapitel 16

Ki – Die Lebensenergie

Das japanische Ki (bzw. das chinesische Qi) bezeichnet die grundlegende Lebenskraft, die den gesamten Körper durchströmt und alles Lebendige beseelt. In Asien gilt der freie Fluss dieser Energie als essenziell für Gesundheit, Harmonie und geistige Klarheit.

Bewegung, Wahrnehmung und der Fluss des Lebendigen

In vielen japanischen Traditionen taucht ein Begriff immer wieder auf:

Ki. Er beschreibt etwas, das sich nur schwer eindeutig definieren lässt, in vielen Kontexten jedoch als zentral angesehen wird.

Ki wird oft als Lebensenergie, Lebenskraft oder Vitalität beschrieben. Dabei steht weniger die messbare Substanz im Vordergrund, sondern vielmehr das erfahrbare Prinzip von Bewegung und Lebendigkeit.

Was bedeutet Ki?

Ki wird in Japan in vielen Bereichen verwendet:

- in der traditionellen Medizin,
- in der Kampfkunst,
- in der Körperarbeit,
- in der Alltagssprache.

Es beschreibt Zustände wie:

- „voller Ki“ (lebendig, präsent, kraftvoll),
- „schwaches Ki“ (erschöpft, blockiert, müde),
- „fließendes Ki“ (ausgeglichen, harmonisch).

Ki in der Heilkunst

In traditionellen Heilkonzepten wird davon ausgegangen, dass Gesundheit eng mit dem freien Fluss von Ki verbunden ist.

Wenn Ki frei fließt, wird dieser Zustand als harmonisch beschrieben.

Ist Ki hingegen „blockiert“, entstehen Spannungen – körperlich oder emotional.

Diese Sichtweise ist nicht im Sinne der modernen Biochemie zu verstehen, sondern als ganzheitliches Modell der Wahrnehmung und des Körpererlebens.

Ki in der Kampfkunst

In japanischen Kampfkünsten spielt Ki ebenfalls eine wichtige Rolle.

Dort wird es häufig mit folgenden Qualitäten verbunden:

- Präsenz im Moment,
- klare Körperausrichtung,
- stabile Mitte,
- koordinierte Bewegung.

Es geht weniger um rohe Kraft, sondern um effiziente, fließende Bewegung.

Körperwahrnehmung und Ki

Viele Menschen beschreiben Ki nicht als etwas „Außenstehendes“, sondern als etwas, das im Körper spürbar wird.

Beispiele solcher Erfahrungen können sein:

- Wärme im Körper,
- ein Gefühl von Weite oder Enge,
- innere Ruhe oder Unruhe,
- Klarheit oder Verwirrung.

Diese Wahrnehmungen sind subjektiv, aber für die jeweilige Person real erfahrbar.

Verbindung zu modernen Konzepten

Auch wenn Ki kein wissenschaftlich eindeutig definierter Begriff ist, gibt es interessante Berührungspunkte zu modernen Konzepten:

- Nervensystem.
- Stressregulation.
- Körperwahrnehmung.
- Atmung und Herzrhythmus.
- psychosomatische Prozesse.

Diese Überschneidungen werden in interdisziplinären Ansätzen zunehmend erforscht.

Ki als Erfahrungsmodell

Vielleicht ist Ki am besten als eine Art „Landkarte der Erfahrung" zu verstehen.

Nicht als physikalische Substanz, sondern als Sprache für:

- innere Zustände,
- körperliche Empfindungen,
- emotionale Dynamiken,
- Lebensrhythmus.

Diese Sprache hilft, Erfahrungen zu beschreiben, die sonst schwer in Worte zu fassen wären.

Ki und Atem

In vielen japanischen Traditionen ist der Atem eng mit Ki verbunden.

Der Atem wird als Brücke zwischen innerem und äußerem Erleben gesehen.

- ruhiger Atem → ruhiger Zustand,
- unruhiger Atem → aktivierter Zustand.

Bewusstes Atmen wird daher oft als Weg verstanden, den eigenen Zustand zu beeinflussen.

Ki im Alltag

Auch außerhalb von Therapie oder Kampfkunst wird Ki oft im Alltag beschrieben:

- „Das Raumgefühl ist gut".
- „Die Stimmung passt nicht".
- „Etwas fühlt sich stimmig an".

Diese Form der Wahrnehmung ist subtil, aber sehr präsent im menschlichen Erleben.

Schlussgedanke

Ki beschreibt nicht etwas, das man „besitzt", sondern eher etwas, das man erlebt.

Vielleicht ist es am treffendsten, Ki als Ausdruck von Lebendigkeit zu verstehen:

- in Bewegung,
- im Atem,
- im Körper,
- im Moment.

Und genau dort – im direkten Erleben – verliert es seine Abstraktion und wird zu etwas sehr Konkretem: einem Gefühl von Leben.

Kapitel 17

Der Körper als Resonanzraum

Der menschliche Körper ist kein isoliertes System. Er reagiert ständig auf seine Umgebung:

- auf Stress,
- auf Sprache,
- auf Atmosphäre,
- auf soziale Nähe,
- auf körperliche Berührung.

Diese Reaktionen laufen meist unbewusst ab.

Dabei spielt besonders das Nervensystem eine zentrale Rolle. Es entscheidet darüber, ob wir uns sicher fühlen oder in Alarmbereitschaft gehen.

Berührung kann hier wie ein Signal wirken: „Du bist sicher. Du kannst loslassen."

Shiatsu – Druck, der ins Gleichgewicht führt

Shiatsu ist eine der bekanntesten japanischen Methoden der Körperarbeit.

Der Begriff bedeutet wörtlich „Fingerdruck".

Dabei wird mit sanftem, gehaltenem Druck entlang bestimmter Körperbereiche gearbeitet. Das Ziel besteht nicht darin, den Körper zu manipulieren, sondern Spannungen wahrzunehmen und das System zur Selbstregulation anzuregen.

Typische Merkmale:

- ruhiger, kontinuierlicher Druck,
- Arbeit entlang energetischer Leitbahnen,

- Fokus auf Entspannung statt Schmerz,
- ganzheitliche Betrachtung des Körpers.

Viele Menschen beschreiben Shiatsu nicht als „Behandlung“, sondern als eine tief entspannende Erfahrung, durch die der Körper wieder seinen eigenen Rhythmus findet.

Der Körper erinnert sich

Ein zentrales Prinzip aller Formen der Körperarbeit ist die Erinnerung des Körpers an seinen natürlichen Zustand.

Viele Spannungen entstehen nicht durch einzelne Ereignisse, sondern durch langfristige Muster:

- chronischer Stress,
- unbewusste Anspannung,
- emotionale Belastungen,
- fehlende Regeneration.

Dabei „vergisst“ der Körper nicht wirklich, sondern bleibt in bestimmten Reaktionsmustern hängen.

Berührung kann dabei helfen, diese Muster zu durchbrechen.

Berührung und Nervensystem

Aus moderner wissenschaftlicher Sicht ist Berührung eng mit dem autonomen Nervensystem verbunden.

Besonders der sogenannte Parasympathikus spielt hier eine wichtige Rolle. Er ist verantwortlich für:

- Ruhe.
- Verdauung.
- Regeneration.
- Erholung.

Sanfte, sichere Berührung kann diesen Zustand fördern.

Das erklärt, warum viele Menschen nach Körperarbeit häufig berichten:

- „Ich fühle mich ruhiger."
- „Mein Kopf ist klarer."
- „Ich bin wieder bei mir angekommen."

Energie als Erfahrungsebene

Der Begriff „Energie" wird in der japanischen Heilkunst unterschiedlich verstanden.

Er kann beschreiben:

- körperliche Spannungszustände,
- emotionale Dynamiken,
- subjektives Empfinden von Vitalität,
- oder traditionelle Konzepte wie Ki.

Unabhängig von der Interpretation bleibt eine Erfahrung konstant:

Der Zustand des Körpers ist veränderbar – auch ohne invasive Maßnahmen.

Die Bedeutung von Vertrauen

Einer der wichtigsten Faktoren in jeder Form von Körperarbeit ist Vertrauen.

Der Körper entspannt sich nur dann wirklich, wenn er sich sicher fühlt.

Sicherheit entsteht durch:

- langsame Bewegungen,
- klare, ruhige Präsenz,

- respektvolle Berührung,
- fehlenden Druck.

In diesem Zustand kann der Körper damit beginnen, Spannungen loszulassen, die sich über einen langen Zeitraum hinweg aufgebaut haben.

Selbstanwendung im Alltag

Viele Elemente der japanischen Körperarbeit lassen sich in den Alltag integrieren:

- Hände auf den Bauch legen bei Stress,
- sanftes Halten der Finger,
- bewusstes Atmen in Ruhephasen,
- kurze Pausen mit geschlossenen Augen,
- achtsame Selbstberührung im Nacken oder Brustbereich.

Diese kleinen Interventionen können das eigene Körpergefühl deutlich verändern.

Teil V - Traditionelle japanische Medizin

In der traditionellen japanischen Medizin wird der Mensch nicht als Ansammlung einzelner Symptome betrachtet, sondern als zusammenhängendes System.

Dabei werden Körper, Emotionen, Lebensstil und Umgebung als miteinander verbunden verstanden.

Im Zentrum steht daher nicht nur die Frage „Was ist die Krankheit?“, sondern auch „In welchem Zustand befindet sich das gesamte System?“

Kapitel 18

Kampo – die traditionelle Pflanzenmedizin Japans

Individualisierte Rezepturen und ganzheitliche Betrachtung

Kampo ist eine japanische Form der traditionellen Kräutermedizin, die ihre Wurzeln in der chinesischen Medizin hat. Sie hat sich jedoch über Jahrhunderte hinweg eigenständig weiterentwickelt.

Im Zentrum stehen individuell zusammengestellte pflanzliche Rezepturen.

Grundprinzip von Kampo

Kampo basiert nicht auf der Behandlung einzelner Symptome, sondern auf dem Gesamtzustand des Menschen.

Dabei werden unter anderem berücksichtigt:

- körperliche Konstitution,
- Verdauung,
- Energiezustand,
- emotionale Verfassung,
- Lebensgewohnheiten.

Die gleiche Beschwerde kann daher bei zwei Menschen unterschiedlich behandelt werden.

Kräuterrezepturen statt Einzelstoffe

Ein typisches Merkmal von Kampo ist die Verwendung von Kombinationen aus mehreren Pflanzen.

Diese Rezepturen werden so zusammengestellt, dass sich die Inhaltsstoffe der einzelnen Pflanzen gegenseitig ergänzen.

Das Ziel besteht darin, ein harmonisches Zusammenspiel der Inhaltsstoffe zu erreichen.

Geschichte und Entwicklung

Kampo hat sich aus der klassischen chinesischen Medizin entwickelt, wurde jedoch in Japan angepasst und weiter verfeinert.

Im Laufe der Zeit entstanden eigene japanische Diagnostik- und Behandlungsansätze.

Individualisierung als Kernprinzip

Ein zentrales Merkmal von Kampo ist die individuelle Betrachtung.

Im Mittelpunkt steht nicht die Krankheit, sondern der Mensch.

So kann es vorkommen, dass zwei Personen mit ähnlichen Symptomen völlig unterschiedliche Rezepturen erhalten.

Verbindung von Körper und Lebensstil

In Kampo wird der Körper nicht isoliert betrachtet.

Lebensstilfaktoren spielen eine wichtige Rolle:

- Ernährung.
- Schlaf.
- Stress.
- emotionale Belastung.
- Jahreszeiten.

Der Mensch wird als Teil eines dynamischen Systems gesehen.

Grenzen und Einordnung

Kampo ist eine traditionelle Heilmethode mit langer Geschichte.

Gleichzeitig gilt:

- Qualität und Wirkung können variieren.

In Japan wird Kampo heute teilweise auch ergänzend zur Schulmedizin eingesetzt.

Schlussgedanke

Kampo vermittelt einen wichtigen Gedanken:

Heilung beginnt nicht bei einem einzelnen Symptom, sondern beim gesamten Menschen.

Im Zentrum steht nicht das einzelne Problem, sondern das Gleichgewicht des Systems.

Kapitel 19

Fukushin – Bauchdiagnostik

Der Bauch als Spiegel des inneren Zustands

Fukushin ist eine traditionelle diagnostische Methode der japanischen Medizin, bei der der Bauch als zentrales Wahrnehmungsfeld genutzt wird.

Die Grundidee lautet: Der Bauch zeigt oft frühzeitig Hinweise auf innere Ungleichgewichte, manchmal sogar bevor diese sich in anderen Symptomen äußern.

Der Bauch als diagnostisches Feld

In der Fukushin-Tradition wird der Bauch nicht nur als Verdauungsorgan betrachtet, sondern als ein Bereich, in dem sich unterschiedliche Zustände widerspiegeln können.

Dabei wird geachtet auf:

- Spannungen.
- Druckempfindlichkeit.
- Temperaturunterschiede.
- Verhärtungen oder Weichheit.
- asymmetrische Reaktionen.

Diese Beobachtungen werden in ein Gesamtbild eingeordnet.

Ganzheitliche Wahrnehmung statt isolierter Befunde

Fukushin ist kein rein mechanisches Verfahren.

Es geht nicht um einzelne Punkte, sondern um das Zusammenspiel des gesamten Bauchraums.

Dabei wird der Bauch wie eine Art „Landkarte" betrachtet, die Hinweise auf den inneren Zustand geben kann.

Verbindung zu Körper und Emotion

In der traditionellen Sichtweise besteht eine enge Verbindung zwischen dem Bauch und dem emotionalen Erleben.

Der Bauch gilt häufig als Bereich, in dem sich Stress, Anspannung oder innere Konflikte zeigen.

Die moderne Forschung untersucht zunehmend die Verbindung zwischen dem Verdauungssystem, dem Nervensystem und emotionalen Zuständen.

Der „Hara"- Gedanke

Was bedeutet „Hara"?

Das Hara ist das Zentrum unserer inneren Kraft.

Anatomisch gesehen bezeichnet es den Bereich zwischen Magen und Unterleib. Der Begriff kann aber auch Emotionen und wahre Gefühle beschreiben. In der japanischen Medizin steht Hara für das Zentrum des Energiefeldes.

In der japanischen Kultur spielt der Bauch, auch „Hara" genannt, eine besondere Rolle.

Er wird nicht nur als körperlicher Bereich verstanden, sondern auch als Zentrum von Stabilität und innerer Mitte.

Ein entspannter Bauch wird oft mit einem stabilen Gesamtzustand gleichgesetzt.

Spannungsmuster im Bauch

In der Fukushin-Praxis können bestimmte Muster wahrgenommen werden, zum Beispiel:

- erhöhter Druck in bestimmten Zonen,
- generelle Anspannung,
- ungleichmäßige Reaktionen,
- Kälte- oder Wärmeunterschiede.

Diese Beobachtungen werden jedoch nicht isoliert interpretiert, sondern stets im Kontext des gesamten Menschen betrachtet.

Verbindung zu Kampo

Fukushin ist eng mit der Kampo-Medizin verbunden.

Die gewonnenen Eindrücke aus der Bauchdiagnostik fließen in die Auswahl der Kräutermischungen und Behandlungsansätze ein.

Wahrnehmung als Schlüssel

Ein wichtiger Aspekt von Fukushin ist die Schulung der Wahrnehmung.

Dabei lernen sowohl der Patient als auch der Behandelnde, feine Unterschiede im Körper zu erkennen.

Diese Form der Aufmerksamkeit ist ein zentraler Bestandteil vieler traditioneller Heilmethoden.

Schlussgedanke

In der Fukushin-Tradition wird der Bauch nicht nur als Verdauungsorgan betrachtet, sondern auch als Ausdruck innerer Balance.

Er reagiert oft als Erstes, noch bevor andere Systeme deutliche Signale zeigen.

Vielleicht liegt genau darin seine Bedeutung: Er spricht leise, aber früh.

Kapitel 20

Sanfte Akupunktur in Japan

Feine Reize und die Kunst der minimalen Intervention

Akupunktur ist weltweit bekannt, doch die japanische Form unterscheidet sich in einem entscheidenden Punkt oft deutlich von anderen Traditionen. Sie ist in vielen Ansätzen sanfter, feiner und subtiler.

Der Fokus liegt nicht auf intensiven Reizen, sondern auf minimalen, präzisen Impulsen, die der Körper oft kaum als „Eingriff“ wahrnimmt.

Ursprung und Entwicklung

Akupunktur

Die Akupunktur hat ihre Wurzeln in der klassischen chinesischen Medizin und wurde über Jahrhunderte nach Japan übertragen und dort weiterentwickelt.

In Japan entstand daraus eine eigene Schule, die stärker auf folgende Aspekte setzt:

- Feinfühligkeit,
- minimale Stimulation,
- genaue Körperwahrnehmung.

Der japanische Ansatz: weniger ist mehr

Ein zentrales Prinzip der sanften Akupunktur lautet: Je feiner der Reiz, desto besser kann der Körper ihn wahrnehmen.

Anstelle starker Stimulation wird daher häufig mit sehr dünnen Nadeln gearbeitet oder sogar mit Techniken, die kaum spürbar sind.

Das Ziel besteht nicht darin, den Körper „zu überreden“, sondern ihn subtil zu unterstützen.

Unterschied zur klassischen Form

Während in manchen traditionellen Ansätzen intensivere Reize eingesetzt werden, ist die japanische Variante oft geprägt von:

- sehr feinen Nadeln,
- oberflächlicher Anwendung,

- stärkerer diagnostischer Achtsamkeit,
- reduzierter Reizsetzung.

Der Unterschied zur klassischen chinesischen Akupunktur liegt weniger im Ziel als in der Methode.

Der Körper als sensibles System

Die sanfte Akupunktur basiert auf der Annahme, dass der Körper ein hochsensibles System ist, das bereits auf kleinste Reize reagiert.

Anstatt große Veränderungen anzustreben, werden kleine Impulse gesetzt, die der Körper selbst integriert.

Schmerzfreiheit als Prinzip

Ein wichtiges Merkmal vieler japanischer Akupunkturformen ist die Schmerzarmut oder vollständige Schmerzfreiheit.

Dies hat mehrere Gründe:

- bessere Entspannung des Nervensystems,
- geringere Abwehrreaktion des Körpers,
- erhöhte Wahrnehmung von Körperprozessen,
- mehr Vertrauen während der Behandlung.

Wahrnehmung und Regulation

Die Wirkung wird oft nicht nur als körperlicher Prozess verstanden, sondern auch als Veränderung der Wahrnehmung.

Der Mensch wird ruhiger, aufmerksamer und innerlich ausgeglichener.

In der Forschung wird untersucht, wie Akupunktur möglicherweise über das Nervensystem, Schmerzverarbeitung und Stressregulation wirkt.

Individualisierte Behandlung

Wie in vielen japanischen Heiltraditionen steht auch hier der einzelne Mensch im Mittelpunkt.

Die Behandlung wird angepasst an:

- Konstitution.
- aktuelle Verfassung.
- Empfindlichkeit.
- Lebenssituation.

Es gibt kein einheitliches Schema für alle.

Schlussgedanke

Die japanische Form der Akupunktur verdeutlicht einen wichtigen Gedanken: Nicht die Stärke, sondern die Qualität eines Reizes entscheidet über seine Wirkung.

Manchmal genügt ein feiner Impuls, damit der Körper beginnt, sich neu zu organisieren.

Kapitel 21

Shōnishin – Akupunktur ohne Nadeln

Die sanfte Kunst der japanischen Kinderbehandlung

In der japanischen Medizin gibt es mit Shōnishin eine besondere Form der Behandlung, die sich deutlich von der klassischen Akupunktur unterscheidet.

Der Name setzt sich zusammen aus:

- Shōni = Kind
- Shin = Nadel

Allerdings kommt diese „Nadeltechnik“ bewusst ohne tatsächliche Nadeln aus.

Die Grundidee

Shōnishin wurde speziell für Kinder entwickelt, da ihr Energiesystem als besonders empfindlich und dynamisch gilt.

Anstelle von Nadeln kommen bei dieser Methode andere Techniken zum Einsatz:

- sanftem Streichen,
- Klopfen,
- leichten Druckbewegungen,
- rhythmischen Stimulationen auf der Haut.

In der Regel wird die Behandlung mit kleinen Metallinstrumenten durchgeführt, die die Haut nicht durchdringen.

Warum keine Nadeln?

In der traditionellen japanischen Sichtweise gelten Kinder als:

- sehr reaktionsfähig,
- schnell regulierbar,
- empfindlich gegenüber intensiven Reizen.

Daher wird bewusst auf invasive Methoden verzichtet.

Anstelle von „starken Reizen“ setzt Shōnishin auf feine, wiederholte Impulse, die den Körper zur Selbstregulation anregen sollen.

Ziel der Behandlung

Im Mittelpunkt steht nicht die Behandlung einzelner Symptome, sondern die Regulation des gesamten Systems.

Typische Anwendungsbereiche von Shōnishin sind:

- Unruhe und Schlafprobleme,
- Verdauungsbeschwerden,
- emotionale Spannungszustände,
- häufiges Weinen oder Reizbarkeit,
- allgemeine Entwicklungsbegleitung.

Die dahinterliegende Philosophie

Shōnishin basiert auf dem zentralen Gedanken der japanischen Meridianmedizin, dass der Körper oft keinen starken Eingriff, sondern einen sanften Impuls zur Selbstordnung benötigt.

Diese Haltung findet sich auch in anderen japanischen Heilansätzen wieder:

- Shiatsu (Berührung statt Technik).
- Jin Shin Jyutsu (Finger- und Energieausgleich).
- Sanfte Akupunktur mit feinen Nadeln.

Einfache Selbstanwendung (moderne, sanfte Form)

Auch wenn die klassische Shōnishin-Behandlung nur von Therapeuten durchgeführt wird, lassen sich ihre Prinzipien in eine einfache Alltagsform übertragen:

Sanfte Berührungsroutine

- mit den Fingerspitzen leicht über Arme oder Beine streichen,
- keine festen Druckpunkte,
- rhythmisch und ruhig,
- 1–3 Minuten pro Bereich.

Ziel ist nicht „Behandlung“, sondern Beruhigung und Kontakt.

Wirkung aus moderner Sicht

Aus heutiger Perspektive lassen sich mögliche Effekte eher über das Nervensystem erklären:

- Aktivierung parasympathischer Reaktionen.
- Beruhigung durch rhythmische Berührung.
- Förderung der Körperwahrnehmung.
- Stressreduktion durch sichere, sanfte Reize.

Shōnishin präsentiert eine andere Facette der japanischen Medizin: Heilung muss nicht invasiv sein, um wirksam zu sein. Manchmal genügt ein leichter, rhythmischer Impuls auf der Haut, um den Körper an seine Fähigkeit zur Selbstregulation zu erinnern. Bei dieser sanften Behandlungsform wird nicht „eingewirkt", sondern der Körper wird an seine eigenen Regulationsfähigkeiten erinnert.

Es handelt sich hierbei um eine medizinische, traditionelle und erfahrungsbasierte Methode.

Teil VI - Die Kunst der Berührung

In der japanischen Körperarbeit spielt Berührung eine zentrale Rolle – jedoch nicht im Sinne von Manipulation oder Kraft, sondern als achtsame Kommunikation mit dem Körper.

Der Körper wird dabei nicht „behandelt", sondern in seiner Selbstregulation unterstützt.

Berührung wird zu einer Sprache, die ohne Worte auskommt.

Kapitel 22

Shiatsu

Berührung als Dialog mit dem Körper

Shiatsu ist eine aus Japan stammende Form der Körperarbeit, bei der mit sanftem, aber gezieltem Druck entlang bestimmter Körperbereiche gearbeitet wird.

Im Zentrum steht dabei nicht das „Reparieren“, sondern das Wahrnehmen und Unterstützen des Körpers.

Grundprinzip

Shiatsu basiert auf der Idee, dass der Körper sich in einem dynamischen Gleichgewicht befindet.

Ist dieses Gleichgewicht gestört, können sich Spannungen auf körperlicher oder emotionaler Ebene zeigen.

Die Behandlung zielt nicht darauf ab, diesen Zustand zu erzwingen, sondern ihn zu begleiten.

Berührung als Kommunikation

Im Shiatsu ist Berührung kein mechanischer Akt.

Sie ist:

- aufmerksam,
- ruhig,
- nicht wertend,
- anpassend an den Körperzustand.

Der Körper gibt dabei Rückmeldungen, die der Behandelnde wahrnimmt und berücksichtigt.

Meridianarbeit

Bei Shiatsu wird häufig mit sogenannten Meridianen gearbeitet. Diese werden als Leitbahnen des Körpers beschrieben.

In der traditionellen Medizin werden diese als Verbindungen zwischen verschiedenen Körperbereichen verstanden.

Wirkung auf Stress und Nervensystem

Sanfte Berührungen können sich positiv auf das autonome Nervensystem auswirken.

Viele Menschen empfinden Shiatsu als beruhigend, regulierend und entspannend.

Selbst-Shiatsu

Shiatsu kann auch in einfacher Form selbst angewendet werden:

- langsamer Druck auf verspannte Bereiche,
- achtsames Halten von Körperstellen,
- ruhige Atmung während der Anwendung,
- kurze Pausen zur Wahrnehmung.

Es geht nicht um Technik, sondern um Präsenz.

Schlussgedanke

Shiatsu zeigt, dass Berührung mehr sein kann als eine rein körperliche Einwirkung.

Sie kann zu einem Dialog werden – zwischen Aufmerksamkeit und Körper, zwischen Wahrnehmung und Reaktion.

Kapitel 23

Sōtai

Natürliche Bewegung als Weg zur Wiederherstellung von Balance

Bei der japanischen Sōtai-Methode wird davon ausgegangen, dass der Körper eine natürliche Tendenz zur Selbstkorrektur besitzt.

Anstatt den Körper aktiv in eine bestimmte Position zu bringen, wird er durch sanfte Bewegungsimpulse dabei unterstützt, seine eigene Balance wiederzufinden.

Grundprinzip

Im Zentrum von Sōtai steht ein einfacher Gedanke: Der Körper weiß oft selbst, wie er ins Gleichgewicht zurückkehren kann, wenn man ihm die Möglichkeit dazu gibt.

Die Rolle der Behandlung ist dabei eher begleitend als korrigierend.

Bewegung statt Druck

Im Unterschied zu manchen manuellen Methoden arbeitet Sōtai weniger mit Druck und mehr mit Bewegung.

Typische Elemente sind:

- sanftes Bewegen von Gliedmaßen,
- rhythmische Wiederholungen,
- geführte Bewegungsrichtungen,
- passive Unterstützung durch den Behandelnden.

Das Prinzip der Leichtigkeit

Ein zentrales Konzept in Sōtai ist die Vermeidung von Schmerz.

Bewegungen sollen:

- angenehm sein,
- nicht überfordern,
- keine Gegenreaktion auslösen.

Der Körper wird nicht „überredet", sondern eingeladen.

Selbstregulation des Körpers

Die Methode basiert auf der Beobachtung, dass der Körper ständig versucht, sich selbst zu regulieren.

Dies zeigt sich zum Beispiel in:

- unbewussten Ausgleichsbewegungen,
- Anpassungen der Haltung,
- Reflexen bei Belastung.

Sōtai nutzt diese natürlichen Mechanismen bewusst.

Verbindung zum Nervensystem

Sanfte, rhythmische Bewegungen können sich positiv auf das Nervensystem auswirken, insbesondere in Bezug auf Beruhigung und Stabilisierung.

Viele Körper reagieren auf ruhige Bewegung mit einer Reduzierung von Stressspannung.

Wahrnehmung von Bewegung

Ein wichtiger Teil von Sōtai ist die bewusste Wahrnehmung während der Bewegung.

Der Fokus liegt auf:

- Wie fühlt sich die Bewegung an?
- Wo entsteht Widerstand?
- Wo entsteht Leichtigkeit?

Diese Aufmerksamkeit kann helfen, Muster im Körper bewusster wahrzunehmen.

Unterschied zu klassischem Training

Sōtai ist kein sportliches Training und kein Muskelaufbauprogramm.

Es geht nicht um Leistung oder Wiederholungen, sondern um:

- Ausgleich.
- Entspannung.
- natürliche Bewegungsfreiheit.

Anwendung im Alltag

Einige Prinzipien von Sōtai können auch im Alltag genutzt werden:

- langsame, bewusste Bewegungen bei Verspannung,
- sanftes Dehnen ohne Druck,
- bewusste Pausen in Bewegung,
- achtsames Aufrichten und Strecken.

Schlussgedanke

Sōtai erinnert uns daran, dass der Körper kein starres Objekt ist.

Er ist ein lebendiges System, das sich ständig anpasst, reagiert und reguliert.

Manchmal ist keine Korrektur nötig, sondern es genügt, dem Körper den Raum zu geben, sich selbst wiederzufinden.

Kapitel 24

Sōtaiho

Bewegung, Ausgleich und die Wiederherstellung innerer Körperbalance

Sōtaiho ist eine Weiterentwicklung der Sōtai-Prinzipien und eine ergänzende Form dieser. Bei Sōtaiho werden einfache Bewegungsabläufe gezielt eingesetzt, um Spannungen im Körper zu regulieren und die natürliche Ausrichtung zu unterstützen.

Dabei steht nicht die Korrektur von außen im Mittelpunkt, sondern die Aktivierung der Fähigkeit des Körpers zur Selbstregulation.

Grundgedanke

Der Körper wird als System betrachtet, das ständig versucht, das Gleichgewicht zu wahren.

Gerät ein Bereich aus dem Gleichgewicht, reagiert der Körper oft mit Ausgleichsbewegungen an anderer Stelle.

Genau diese Eigenschaft nutzt Sōtaiho: Durch kleine, gezielte Bewegungen wird der Körper angeregt, sich selbst neu zu organisieren.

Prinzip der sanften Impulse

Die Bewegungen in Sōtaiho sind bewusst einfach gehalten:

- keine Kraft,
- keine Überdehnung,
- keine Schmerzgrenze,
- keine erzwungene Position.

Stattdessen geht es um kleine Impulse, die eine natürliche Reaktion im Körper auslösen können.

Becken als Zentrum der Balance

Das Becken ist ein zentraler Bereich in vielen Übungen.

Es gilt als strukturelles Zentrum des Körpers und hat Einfluss auf:

- Wirbelsäule,
- Haltung,
- Gleichgewicht,
- Bewegungsmuster.

Schon kleine Veränderungen im Becken können sich im gesamten Körper auswirken.

Rücken und Wirbelsäule

In Sōtaiho wird der Rücken als dynamische Achse verstanden.

Sanfte Bewegungen können dabei helfen, Spannungen zu lösen, die sich durch Alltagshaltungen oder Stress aufgebaut haben.

Dabei steht nicht das „Geradeziehen“ im Vordergrund, sondern das Wiedererlangen einer natürlichen, individuellen Ausrichtung.

Schultern und emotionale Spannung

Die Schulterregion wird häufig mit Stress und Anspannung in Verbindung gebracht.

Viele Menschen tragen dort unbewusst körperliche Lasten.

Sōtaiho-Übungen in diesem Bereich zielen darauf ab:

- Beweglichkeit zu fördern,

- Spannungen zu lösen,
- den Atemraum zu erweitern.

Beispiele einfacher Übungen

1. Beckenbalance

- in Rückenlage oder Sitzposition,
- Becken langsam nach rechts und links kippen,
- kleine, schmerzfreie Bewegungen,
- Körperreaktionen beobachten.

2. Rückenentlastung

- im Sitzen leicht nach vorne und zurück bewegen,
- ohne Druck oder Zielrichtung,
- Atem fließen lassen.

3. Schulterlösung

- Schultern langsam heben und fallen lassen,
- kreisende Bewegungen in kleinem Radius,
- Wahrnehmung statt Anstrengung.

Verbindung zum Nervensystem

Sanfte, rhythmische Bewegungen können sich beruhigend auf das Nervensystem auswirken.

Gerade in stressbelasteten Zuständen reagiert der Körper oft sensibel auf langsame, kontrollierte Bewegungsimpulse.

Wahrnehmung als Schlüssel

Ein zentrales Element von Sōtaiho ist die Aufmerksamkeit während der Bewegung.

Nicht das Ergebnis steht im Vordergrund, sondern das Erleben:

- Wo ist Leichtigkeit?
- Wo entsteht Spannung?
- Wie reagiert der Körper?

Diese Beobachtung kann helfen, ein feineres Körpergefühl zu entwickeln.

Alltagstauglichkeit

Sōtaiho lässt sich gut in den Alltag integrieren:

- kurze Bewegungspausen,
- sanftes Mobilisieren im Sitzen,
- bewusste Entspannung zwischendurch,
- kleine Ausgleichsbewegungen bei Verspannung.

Schlussgedanke

Sōtaiho erinnert uns daran, dass Balance kein fixer Zustand ist.

Sie ist ein lebendiger Prozess, der sich ständig verändert und anpasst.

Oftmals genügen kleine, bewusste Bewegungen, um den Körper wieder ins Gleichgewicht zu bringen.

Teil VII - Heilung beginnt im Geist

In der japanischen Kultur wird Heilung nicht nur als körperlicher Prozess verstanden, sondern als Zusammenspiel von Wahrnehmung, Haltung und innerer Ausrichtung.

Dabei wird der Geist nicht als etwas Getrenntes vom Körper betrachtet, sondern als ein Einflussfaktor, der körperliche Prozesse mitprägt.

In diesem Teil stehen drei Konzepte im Mittelpunkt:

- Kintsugi,
- Wabi-Sabi
- und Ikigai.

Kapitel 25

Kintsugi – Die Kunst des heilenden Zerbruchs

Narben als Teil der Geschichte

Bei der traditionellen japanischen Kunstform Kintsugi werden zerbrochene Keramikstücke mit goldhaltigem Lack repariert.

Dabei werden die Bruchstellen nicht versteckt, sondern sichtbar gemacht und betont.

Bruch als Teil der Biografie

Beim Kintsugi wird ein Bruch nicht als Ende betrachtet, sondern als Teil der Geschichte eines Objekts.

Die Reparatur wird nicht kaschiert, sondern bewusst sichtbar gemacht.

Die Linie des Bruchs wird sichtbar und ist somit Teil der neuen Form.

Übertragung auf den Menschen

Im übertragenen Sinne wird Kintsugi oft als Metapher für menschliche Erfahrungen genutzt.

Dabei geht es um die Idee, dass:

- Verletzungen Teil des Lebens sind,
- Erfahrungen Spuren hinterlassen,
- Heilung nicht bedeutet, „unversehrt" zu werden,
- Stärke auch aus Überwindung entstehen kann.

Resilienz und innere Stabilität

Resilienz bezeichnet die Fähigkeit eines Menschen, mit belastenden Situationen umzugehen und sich an sie anzupassen.

Oft wird Kintsugi als symbolisches Bild für diese Fähigkeit verwendet.

Heilung ohne Verdrängung

Ein zentraler Gedanke von Kintsugi ist:

Heilung bedeutet nicht, das Vergangene unsichtbar zu machen.

Stattdessen wird es integriert.

Die Vergangenheit bleibt sichtbar, verliert aber ihren zerstörerischen Charakter.

Schönheit im Unvollkommenen

Kintsugi zeigt eine besondere Form von Ästhetik:

Schönheit entsteht nicht trotz der Brüche, sondern mit ihnen.

Das Unperfekte wird nicht abgewertet, sondern gewürdigt.

Schlussgedanke

Kintsugi ist eine besondere Form der Ästhetik: Schönheit entsteht nicht trotz, sondern mit den Brüchen.

Das Unperfekte wird nicht abgewertet, sondern gewürdigt.

Kapitel 26

Wabi-Sabi

Die Schönheit des Unvollkommenen und Vergänglichen

Wabi-Sabi ist ein zentrales ästhetisches und philosophisches Konzept in Japan. Es beschreibt eine Haltung, die Schönheit nicht in der Perfektion, sondern im Unvollkommenen, Vergänglichen und Einfachen sucht.

Es ist weniger eine Theorie als eine Art, die Welt wahrzunehmen.

Die Idee hinter Wabi-Sabi

Wabi-Sabi umfasst drei grundlegende Aspekte:

- Unvollkommenheit.
- Vergänglichkeit.
- Einfachheit.

Dinge müssen nicht perfekt, dauerhaft oder makellos sein, um wertvoll zu sein.

Im Gegenteil: Gerade ihre Veränderlichkeit macht sie lebendig.

Schönheit im Unfertigen

In vielen westlichen Kontexten wird Schönheit oft mit Perfektion gleichgesetzt.

Wabi-Sabi geht einen anderen Weg.

Ein Riss, eine Abnutzung oder eine Patina werden nicht als Mangel betrachtet, sondern als Ausdruck von Zeit und Leben.

Vergänglichkeit als Teil des Lebens

Alles im Leben ist Veränderung:

- Körper verändern sich.
- Beziehungen entwickeln sich.
- Situationen vergehen.

Wabi-Sabi lädt dazu ein, diese Vergänglichkeit nicht als Verlust zu sehen, sondern als natürlichen Zustand.

Einfachheit als Entlastung

Ein weiterer zentraler Aspekt ist die Reduktion auf das Wesentliche.

Einfachheit bedeutet in diesem Kontext nicht Leere im negativen Sinn, sondern Klarheit.

Weniger Ablenkung kann zu mehr Präsenz führen.

Wabi-Sabi und Alltag

Wabi-Sabi ist nicht nur eine ästhetische Idee, sondern auch eine Haltung im Alltag:

- Dinge nicht sofort ersetzen.
- Gebrauchsspuren akzeptieren.
- Unperfekte Momente annehmen.
- Erwartungen reduzieren.

Es geht um einen entspannteren Umgang mit dem Leben.

Verbindung zu inneren Prozessen

Übertragen auf den Menschen bedeutet Wabi-Sabi:

- Emotionen dürfen unperfekt sein.
- Entwicklung ist nicht linear.

- Wachstum beinhaltet Umwege.
- Ruhe entsteht nicht durch Kontrolle, sondern durch Akzeptanz.

Die Ästhetik des Alltäglichen

Wabi-Sabi lädt dazu ein, das scheinbar Unauffällige wahrzunehmen:

- ein zerkratzter Gegenstand,
- ein verwitterter Stein,
- ein stiller Moment im Alltag.

Diese Dinge verlieren ihren „Fehlercharakter“ und bekommen Bedeutung.

Ruhe durch Akzeptanz

Ein zentraler Effekt dieser Haltung ist die innere Entlastung.

Wenn Perfektion nicht mehr als Maßstab gilt, entsteht Raum für Gelassenheit.

Nicht alles muss optimiert werden.

Nicht alles muss kontrolliert werden.

Schlussgedanke

Wabi-Sabi ist eine Einladung, das Leben nicht entgegen seiner Natur, sondern mit ihr zu betrachten.

Nicht gegen das Unvollkommene.

Sondern mit ihm.

Vielleicht liegt genau darin eine besondere Form von Frieden: in der stillen Anerkennung dessen, was ist.

Kapitel 27

Was bedeutet „Ma“?

Das japanische Zeichen 間 wird meist mit „Zwischenraum“, „Raum“, „Pause“ oder „Leere“ übersetzt. Doch keine dieser Übersetzungen trifft die Bedeutung vollständig.

„Ma“ ist nicht einfach ein leerer Raum.

Es ist ein bedeutungsvoller Raum.

Ein Moment zwischen zwei Atemzügen.
Die Stille zwischen zwei Tönen.
Die Pause zwischen zwei Gedanken.
Der Abstand zwischen zwei Menschen, der Begegnung überhaupt erst möglich macht.

In der westlichen Kultur wird Leere oft als etwas Fehlendes betrachtet. In Japan hingegen kann Leere etwas Wertvolles sein – ein Raum, in dem sich etwas entfalten darf.

Die Heilkraft des Zwischenraums

Ma beschreibt den Raum zwischen den Dingen. Die Pause zwischen zwei Tönen. Die Stille zwischen zwei Worten. Den Moment zwischen Anspannung und Entspannung.

Ma ist kein Mangel und keine Leere im negativen Sinn. Es ist ein bewusster Zwischenraum, in dem sich etwas neu ordnen darf.

Vielleicht brauchen wir genau diesen Raum heute mehr denn je.

Nicht noch mehr Informationen.

Nicht noch mehr Methoden.

Sondern einen Augenblick der Stille, in dem Körper, Geist und Seele wieder zueinanderfinden können.

Ma in der Kommunikation

Vielleicht zeigt sich „Ma“ nirgendwo deutlicher als im Gespräch.

In vielen westlichen Kulturen wird eine Pause oft als unangenehm empfunden. Man möchte sie füllen – mit Worten, Erklärungen oder Antworten.

In Japan kann eine Pause jedoch Teil der Kommunikation sein.

Nicht jede Stille verlangt eine Reaktion.

Manchmal entsteht Verständnis gerade dort, wo für einen Moment nichts gesagt wird.

Eine kurze Unterbrechung ermöglicht es, das Gesagte wirken zu lassen. Sie schafft Raum für Wahrnehmung, Reflexion und Klarheit.

Ma und Gesundheit

Viele der japanischen Heilmethoden beruhen letztlich auf der Schaffung von Raum:

- Raum für Regeneration.
- Raum für den Atem.
- Raum zwischen Anspannung und Entspannung.
- Raum zwischen Reiz und Reaktion.

Wenn wir ständig beschäftigt sind, entsteht kaum Gelegenheit für den Körper, sich neu zu organisieren.

„Ma“ erinnert daran, dass Heilung nicht nur durch Aktivität entstehen kann, sondern manchmal auch durch das bewusste Zulassen einer Pause.

Ma im Alltag

Die Praxis von „Ma“ ist erstaunlich einfach.

Übung: Die Zwei-Minuten-Pause

Einmal täglich:

- Handy weglegen.
- Nicht lesen.
- Nicht sprechen.
- Nichts planen.
- Nur sitzen und wahrnehmen.

Zwei Minuten genügen.

Nicht, um etwas zu erreichen.

Sondern um Raum entstehen zu lassen.

Ma und die japanische Ästhetik

„Ma“ findet sich überall:

- in Zen-Gärten,
- in der Teezeremonie,
- in der Architektur,
- im Ikebana (Blumenkunst),
- in der Kalligrafie,
- in den Kampfkünsten.

Dort ist nicht nur das Sichtbare wichtig, sondern auch das Unsichtbare dazwischen.

Ein Zen-Garten wirkt oft deshalb so beruhigend, weil er nicht überfüllt ist.

Die Leere ist Teil der Gestaltung.

Kapitel 28

Ikigai – Der Sinn des Lebens

Lebensfreude als innerer Kompass

Ikigai ist ein japanisches Konzept, das häufig mit „das, wofür es sich zu leben lohnt" übersetzt wird.

Es beschreibt keinen festen Zustand oder ein Ziel, das einmal erreicht und dann abgeschlossen ist, sondern eine fortlaufende Ausrichtung im Leben.

Die vier Dimensionen von Ikigai

Ikigai wird häufig als Schnittmenge von vier Bereichen dargestellt:

- Was du liebst.
- Worin du gut bist.
- Was die Welt braucht.
- Wofür du bezahlt werden kannst.

Doch im ursprünglichen kulturellen Kontext geht es weniger um ein Modell und mehr um eine innere Erfahrung von Sinnhaftigkeit.

Sinn als Gesundheitsfaktor

In verschiedenen Untersuchungen wird ein Zusammenhang zwischen Sinnempfinden und psychischer Stabilität beschrieben.

Menschen, die einen klaren Sinn erleben, berichten häufig über:

- mehr innere Stabilität,
- höhere Motivation,
- bessere Stressbewältigung.

Ikigai im Alltag

Ikigai ist nicht zwingend etwas Großes oder Außergewöhnliches.

Es kann sich auch in kleinen Dingen zeigen:

- eine Tätigkeit, die Freude macht.
- ein Moment echter Verbindung.
- das Gefühl, gebraucht zu werden.
- das Erleben von Sinn im Alltag.

Ikigai und Lebensrhythmus

In der japanischen Lebensweise ist Ikigai oft eng mit Alltag und Routine verbunden.

Nicht als große Vision, sondern als kontinuierlicher Lebensrhythmus.

- kleine Aufgaben mit Bedeutung,
- wiederkehrende Rituale,
- soziale Verbundenheit,
- bewusste Lebensgestaltung.

Verbindung zu Gesundheit und Langlebigkeit

In Regionen wie Okinawa, die oft zu den sogenannten „Blue Zones" gezählt werden, spielt soziale Einbindung und Sinn im Leben eine wichtige Rolle.

Menschen bleiben dort oft sehr lange aktiv und eingebunden in ihre Gemeinschaft.

Ikigai und soziale Verbindung

Ein wichtiger Aspekt ist die Einbindung in Gemeinschaften.

Solche sozialen Strukturen bieten Halt, ermöglichen Austausch und fördern die gegenseitige Unterstützung.

Sinn entsteht dabei sowohl individuell als auch im Miteinander.

Sinn als Orientierung, nicht als Druck

Ikigai basiert nicht auf einem Leistungsprinzip.

Es geht nicht darum, „den perfekten Lebenssinn" zu finden.

Vielmehr geht es um eine Orientierung, die sich im Laufe des Lebens verändern kann.

Wenn sich Ikigai verändert

Lebensphasen verändern sich:

- Prioritäten verschieben sich.
- Interessen entwickeln sich weiter.
- Äußere Umstände wechseln.

Ikigai passt sich diesen Veränderungen an.

Schlussgedanke

Ikigai beschreibt nicht etwas, das man „hat", sondern etwas, das man lebt.

Es ist weniger eine Antwort als eine Bewegung.

Eine Bewegung in Richtung eines Lebens, das sich stimmig anfühlt – nicht perfekt, aber sinnvoll im eigenen Erleben.

Teil VIII - Die Aktivierung der Selbstheilungskräfte – Das Herz der japanischen Heilkunst

In diesem Teil geht es um die Ebene, auf der viele der zuvor beschriebenen Traditionen zusammenlaufen: den Körper als selbstregulierendes System.

Die zentrale Idee lautet nicht, dass der Mensch „geheilt werden muss", sondern dass er Bedingungen schaffen kann, unter denen Regulation wieder möglich wird.

> ***Bitte erlauben Sie mir, zu diesem Thema etwas mehr zu schreiben, da es meine Behandlungsweise und meine Überzeugung zu 100 % widerspiegelt.***

Ein zentrales Merkmal vieler traditioneller japanischer Heilmethoden ist das Vertrauen in die Fähigkeit des Körpers, sich selbst zu regulieren und zu regenerieren. Ob Kampo, Shiatsu, Jin Shin Jyutsu, Waldbaden, Atemübungen oder die bewusste Gestaltung des Alltags – sie alle folgen einem gemeinsamen Grundgedanken:

> ***Heilung entsteht nicht allein durch äußere Eingriffe, sondern vor allem durch die Aktivierung der im Menschen bereits vorhandenen Selbstheilungskräfte.***

Dabei steht nicht die Krankheit, sondern der Mensch als Ganzes im Mittelpunkt. Körper, Geist und Lebensweise werden als untrennbar verbunden betrachtet. Beschwerden gelten somit nicht als isolierte Störungen, sondern als Hinweise darauf, dass das innere Gleichgewicht aus dem Gleichgewicht geraten ist. Das Ziel der Behandlung ist daher nicht nur die Linderung von

Symptomen, sondern auch die Unterstützung des Organismus dabei, seine natürliche Harmonie wiederzufinden.

Ein kurzer Vergleich mit westlichen Behandlungsmethoden:

Die moderne westliche Medizin verfolgt traditionell einen anderen Schwerpunkt. Sie hat enorme Erfolge in der Notfallmedizin und in der Chirurgie. Ihr Fokus liegt jedoch häufig auf der konkreten Erkrankung bzw. dem Symptom, das schnellstmöglich erkannt und behandelt werden soll. Die Betonung liegt hier auf „so schnell wie möglich". Warum sage ich das? Weil es leider der Wahrheit entspricht. Die Zeit, die eine ganzheitliche Betrachtung jedes Einzelnen erfordert, wird heute in der Regel nicht vergütet. Alles muss schnell gehen. Dabei leidet der zu behandelnde Mensch. Der Fokus auf die ganzheitliche Behandlung geht immer mehr verloren. Warum ist das so?

Diese Frage kann sich jeder selbst beantworten: Es sind große wirtschaftliche „Komponenten", die hier leider die tragende Rolle spielen.

Die traditionelle japanische Heilkunst setzt an einem anderen Punkt an. Anstatt zu fragen: „Wie beseitigen wir das Symptom?", fragt sie: „Warum ist dieses Symptom überhaupt entstanden?" Sie interessiert sich für den Lebensrhythmus, die Ernährung, die Stressbelastung, den Schlaf, die emotionale Verfassung, die sozialen Beziehungen und die Verbindung des Menschen zur Natur. Heilung wird dabei nicht als Kampf gegen den Körper verstanden, sondern als Zusammenarbeit mit ihm. Aus dieser Sicht verfügt jeder Mensch über eine innere Regenerationsfähigkeit. Die Aufgabe der Heilkunst besteht nicht darin, Heilung zu erzwingen, sondern günstige Bedingungen zu schaffen, damit sie von selbst eintreten kann.

Berührung, Ruhe, Wärme, Atem, Bewegung, Naturerfahrung und achtsame Ernährung werden dabei zu Werkzeugen, die den Organismus daran erinnern, was er von Natur aus kann.

Vielleicht liegt genau darin eine der wertvollsten Botschaften der japanischen Heiltradition: Gesundheit bedeutet nicht nur die Abwesenheit von Krankheit. Sie ist ein Zustand innerer Balance.

> ***Unser Körper ist von Natur aus auf Selbstheilung programmiert. Wir müssen ihm lediglich die Voraussetzungen dafür schaffen, dass er diese Selbstheilung auch ausführen kann.***
>
> ***Chemische Präparate gehören auf keinen Fall dazu. Diese würden die Selbstheilung blockieren, wenn nicht sogar verhindern.***
>
> ***Manchmal beginnt Heilung daher nicht mit einer neuen Behandlung, sondern mit der Rückkehr zu dem, was Menschen seit jeher stärkt: Ruhe, Rhythmus, gesunde Ernährung, ionisiertes Wasser, Verbundenheit und Vertrauen in die Weisheit des eigenen Körpers.***

Kapitel 29

Das Nervensystem beruhigen

Regeneration als biologische Grundlage von Gesundheit

Das Nervensystem ist eines der zentralen Steuerungssysteme des Körpers. Es reagiert ständig auf innere und äußere Reize und passt den Zustand des Organismus entsprechend an.

Ein großer Teil der modernen Belastung entsteht nicht durch einzelne Ereignisse, sondern durch anhaltende Aktivierung.

Sympathikus und Parasympathikus

Das autonome Nervensystem wird häufig in zwei funktionelle Bereiche beschrieben:

- Sympathikus: Aktivierung, Leistung, Stressreaktion.
- Parasympathikus: Ruhe, Regeneration, Verdauung.

Ein dauerhaft aktivierter Stresszustand kann langfristig mit Erschöpfung, innerer Unruhe und körperlichen Spannungen einhergehen.

Regeneration als Zustand, nicht als Aktivität

Regeneration ist kein zusätzlicher „Task“, sondern ein Zustand, der sich einstellen kann, wenn äußere und innere Reize reduziert werden.

Dazu gehören unter anderem:

- ruhige Umgebung,
- gleichmäßige Atmung,
- langsame Bewegungen,
- sichere soziale Kontexte.

Atem als direkte Schnittstelle

Der Atem ist eine der wenigen Körperfunktionen, die sowohl automatisch als auch bewusst gesteuert werden können.

Durch bewusste Atmung kann der Körper ohne äußeren Eingriff in Richtung Ruhe beeinflusst werden.

Körperliche Signale wahrnehmen

Ein wichtiger Schritt in der Regulation ist das Erkennen von Körpersignalen:

- Anspannung.
- Unruhe.
- Müdigkeit.
- Überforderung.

Diese Wahrnehmung ist die Grundlage dafür, überhaupt reagieren zu können.

Kleine Interventionen im Alltag

Regulation muss nicht komplex sein. Oft reichen kurze Impulse:

- langsames Ausatmen verlängern,
- kurze Bewegungspausen,
- bewusstes Sitzen ohne Reizüberflutung,
- Hände auf den Körper legen.

Grenzen der Selbstregulation

Selbstregulation bedeutet jedoch nicht, dass Menschen alle Probleme allein lösen müssen.

Bei anhaltenden oder starken Beschwerden ist es wichtig, professionelle Unterstützung in Anspruch zu nehmen.

Regulation ist ein Zusammenspiel aus Selbstwahrnehmung, Lebensumständen und gegebenenfalls medizinischer Begleitung.

Schlussgedanke

Das Nervensystem reagiert auf Bedingungen, nicht auf Ideale.

Wenn Ruhe möglich wird, kann sich auch der Körper neu organisieren.

Nicht durch Kontrolle, sondern durch Entlastung.

Kapitel 30

Die Rolle des Schlafs

Regeneration, Zellreparatur und innere Ordnung

Schlaf ist kein passiver Zustand, sondern ein hochaktiver biologischer Prozess. Während der Körper ruht, laufen zahlreiche Regulations- und Reparaturmechanismen ab.

In vielen traditionellen japanischen Lebensweisen wird Schlaf nicht als „Nebenprodukt des Tages“ verstanden, sondern als zentrale Grundlage von Gesundheit.

Schlaf als Regenerationsphase

Während des Schlafs verändern sich verschiedene Körperprozesse:

- Stoffwechsel verlangsamt sich.
- Gehirn verarbeitet Informationen.
- Zellen werden repariert.
- emotionale Eindrücke werden sortiert.

Das Immunsystem ist in dieser Phase besonders aktiv in der Regeneration und Anpassung.

Schlaf und Zellreparatur

Während des Schlafs finden wichtige Reparaturprozesse statt, unter anderem auf zellulärer Ebene.

Der Körper nutzt diese Zeit, um Belastungen des Tages zu verarbeiten und Strukturen zu stabilisieren.

Japanische Schlafkultur

In Japan spielt Schlaf sowohl im privaten als auch im kulturellen Kontext eine besondere Rolle.

Es gibt unterschiedliche Formen der Ruhe:

- Nacht-Schlaf,
- kurze Erholungspausen am Tag,
- bewusste Ruhephasen im Alltag.

Diese Flexibilität zeigt, dass Regeneration nicht nur auf die Nacht beschränkt ist.

Qualität statt nur Quantität

Schlaf wird nicht nur über die Dauer definiert, sondern auch über seine Qualität:

- Tiefe der Entspannung.
- Durchgängigkeit.
- Einschlafqualität.
- Erholungsgefühl am Morgen.

Ein kurzer, aber tiefer Schlaf kann erholsamer sein als lange, unruhige Phasen.

Stress und Schlaf

Ein erhöhtes Stressniveau kann sich erheblich auf den Schlaf auswirken. Bleibt der Körper in einem Zustand ständiger Aktivierung, wird das Einschlafen oder Durchschlafen erschwert.

Die Beruhigung des Nervensystems ist deshalb eine wichtige Voraussetzung für guten Schlaf.

Schlaf als emotionaler Integrationsraum

Schlaf hat nicht nur körperliche, sondern auch emotionale Funktionen.

So kann er beispielsweise dabei helfen, Eindrücke des Tages zu verarbeiten und innere Spannungen zu reduzieren.

Rituale rund um den Schlaf

In vielen Kulturen – auch in Japan – sind Schlafrituale ein wichtiger Bestandteil der Vorbereitung:

- Reduktion von Reizen,
- ruhige Übergänge in die Nacht,
- gleichmäßige Abläufe,
- bewusste Entspannung.

Diese Rituale signalisieren dem Körper, dass Aktivität endet und Regeneration beginnt.

Störungen moderner Schlafrhythmen

Moderne Lebensweisen können den natürlichen Schlafrhythmus beeinflussen:

- künstliches Licht,
- digitale Reize,
- unregelmäßige Tagesstrukturen,
- mentale Überaktivität.

Diese Faktoren können die natürliche Erholung erschweren.

Schlussgedanke

Schlaf ist kein „Zustand des Nichtstuns", sondern ein aktiver Prozess der Regeneration.

Er verbindet Körper, Geist und emotionale Verarbeitung in einem gemeinsamen Rhythmus der Regeneration.

Wenn wir gut schlafen, ordnet sich vieles im Hintergrund neu – ohne Anstrengung, ohne Kontrolle, einfach durch Zeit und biologische Intelligenz.

Kapitel 31

Ernährung nach japanischem Vorbild

Tradition, Balance und die Kunst der Einfachheit

In der japanischen Kultur ist Ernährung weit mehr als die Aufnahme von Nährstoffen. Sie ist Teil eines umfassenden Verständnisses von Leben, Rhythmus und innerer Balance.

Anstelle von Extremen – weder Verzicht noch Übermaß – stehen in der traditionellen japanischen Ernährung oft die Prinzipien Einfachheit, Vielfalt und Achtsamkeit im Vordergrund.

Dabei geht es weniger um einzelne „Superfoods", als um das Zusammenspiel von Lebensmitteln, Zubereitung, Haltung und Alltag.

1. Die Grundidee der japanischen Ernährung

Die traditionelle japanische Küche basiert auf einigen grundlegenden Prinzipien:

- frische, möglichst unverarbeitete Lebensmittel,

- pflanzenbetonte Ernährung mit Fisch in moderaten Mengen,
- kleine Portionen und langsames Essen,
- saisonale und regionale Ausrichtung,
- bewusste Zubereitung und Wertschätzung der Nahrung.

Ein bekanntes Prinzip aus Okinawa ist: **Hara Hachi Bu**

Es beschreibt die Praxis, nur bis etwa 80 % der Sättigung zu essen – nicht aus Verzicht, sondern aus Bewusstheit und Körperwahrnehmung.

2. Fermentierte Lebensmittel – Nahrung für Balance

Ein zentraler Bestandteil der japanischen Ernährung sind fermentierte Lebensmittel.

Sie werden traditionell nicht nur wegen ihres Geschmacks geschätzt, sondern auch wegen ihrer Rolle in der Ernährungskultur.

Typische Beispiele:

- Miso,
- Natto,
- fermentierte Sojaprodukte.

Fermentierte Lebensmittel sind tief in der japanischen Esskultur verankert und begleiten viele Mahlzeiten als Basis von Suppen, Beilagen oder Gewürzen.

3. Grüner Tee und Matcha – Alltag und Ritual

Grüner Tee ist eines der zentralen Getränke der japanischen Kultur. Er wird nicht nur als Getränk verstanden, sondern oft als Teil eines ruhigen, bewussten Moments im Alltag.

Besonders bekannt ist Matcha, das fein gemahlene Grünteepulver.

Matcha: Historisch war Matcha eng mit Zen-Klöstern verbunden und wurde im Rahmen meditativer Praxis verwendet. Heute wird es sowohl in der Teezeremonie als auch im Alltag konsumiert.

Im Mittelpunkt steht dabei weniger der Konsum selbst, als vielmehr die Art der Zubereitung: langsam, bewusst und ohne Ablenkung.

Ich habe mich im folgenden Kapitel 32 intensiver mit Matcha beschäftigt.

4. Algen, Gemüse und pflanzenbasierte Vielfalt

Ein weiterer wichtiger Bestandteil der japanischen Ernährung ist die große Vielfalt an pflanzlichen Lebensmitteln.

Dazu gehören:

- Algen (z. B. Nori, Wakame),
- saisonales Gemüse,
- Reis als Grundnahrungsmittel,
- Hülsenfrüchte.

Diese Vielfalt sorgt nicht nur für Abwechslung, sondern spiegelt auch die enge Verbindung zur Natur und den Jahreszeiten wider.

5. Okinawa – Ernährung als Teil der Langlebigkeit

Die Region Okinawa ist international bekannt für ihre außergewöhnlich hohe Lebenserwartung und die große Zahl an Hundertjährigen.

Die Ernährung dort wird häufig mit folgenden Faktoren in Verbindung gebracht:

- kalorienarme, aber nährstoffreiche Kost,
- hoher Anteil an Gemüse und Süßkartoffeln,
- geringe Verarbeitung industrieller Lebensmittel,
- starke soziale Esskultur.

Wichtig ist jedoch: Ernährung ist nur ein Teil eines größeren Lebensstils, der auch Bewegung, soziale Verbundenheit und Sinnorientierung umfasst.

6. Wilder Kurkuma (Ukon) aus Okinawa

In Okinawa spielt auch Kurkuma eine traditionelle Rolle in der Ernährung.

In der japanischen Sprache wird Kurkuma häufig als Ukon bezeichnet.

Er wird dort traditionell verwendet:

- in Tees,
- in Brühen,
- in Gewürzmischungen,
- im Rahmen der alltäglichen Ernährung.

Wissenschaftlich steht insbesondere der Inhaltsstoff Curcumin im Fokus der Forschung. Dieser wird in verschiedenen Studien im Zusammenhang mit oxidativem Stress und Stoffwechselprozessen untersucht.

Im Kapitel 33 habe ich mich intensiver mit dem wilden Kurkuma – Ukon – beschäftigt.

7. Ernährung als System – nicht als einzelne Maßnahme

Ein zentrales Missverständnis moderner Ernährung ist die Fokussierung auf einzelne „Superfoods".

Die japanische Perspektive ist eine andere:

Gesundheit entsteht nicht durch ein einzelnes Lebensmittel, sondern durch das Zusammenspiel vieler Faktoren:

- Essverhalten.
- Lebensrhythmus.
- Soziale Struktur.
- Zubereitung.
- Achtsamkeit beim Essen.

Schlussgedanke

Die japanische Ernährung zeigt, dass Gesundheit oft weniger mit Verzicht oder Optimierung zu tun hat, sondern mit Bewusstsein und Einfachheit.

Vielleicht liegt ihr eigentlicher Wert nicht nur in den Lebensmitteln selbst, sondern in der Art, wie sie Teil des täglichen Lebens werden.

Nicht schnell.
Nicht nebenbei.
Sondern mit Aufmerksamkeit.

Denn manchmal beginnt Balance nicht mit dem, was wir essen – sondern damit, wie wir essen.

Kapitel 32

Matcha – Vom Klostergetränk zum Symbol der Gesundheit

Heute gilt Matcha als eines der bekanntesten Getränke Japans. Das fein gemahlene Grünteepulver wird weltweit wegen seines besonderen Geschmacks und seiner gesundheitlichen Eigenschaften geschätzt.

Weniger bekannt ist, dass Matcha ursprünglich nicht als Modegetränk entstand, sondern über Jahrhunderte eng mit Meditation, Klosterkultur und traditioneller Gesundheitsfürsorge verbunden war. Matcha wurde früher in Japan tatsächlich als Medizin verwendet.

Die Ursprünge des Matcha

Die Wurzeln des Matcha reichen bis ins alte China zurück. Buddhistische Mönche verwendeten pulverisierten Grüntee bereits vor vielen Jahrhunderten als Begleiter langer Meditationsphasen.

Im 12. Jahrhundert brachte der Zen-Mönch Eisai die Teekultur nach Japan.

Eisai verfasste sogar eine Schrift mit dem Titel:

Kissa Yōjōki („Aufzeichnungen über das Teetrinken zur Erhaltung der Gesundheit“).

Darin beschrieb er Tee als wertvolle Unterstützung für Wohlbefinden und Vitalität.

Warum Zen-Mönche Matcha schätzten

Meditation erfordert:

- Wachheit.
- Konzentration.
- Innere Ruhe.

Genau diese Eigenschaften wurden traditionell mit grünem Tee verbunden.

Matcha enthält:

- Koffein.
- L-Theanin.
- Polyphenole.
- Catechine.

Besonders interessant ist die Kombination aus Koffein und L-Theanin.

Viele Menschen berichten, dadurch eine Form der Wachheit zu erleben, die weniger hektisch wirkt als Kaffee.

Was macht Matcha besonders?

Im Gegensatz zu normalem Grüntee wird beim Matcha nicht nur ein Aufguss getrunken.

Das gesamte Blatt wird in Pulverform aufgenommen.

Dadurch gelangen auch viele Pflanzenstoffe vollständig in den Körper.

Wissenschaftlich untersuchte Inhaltsstoffe

Matcha enthält unter anderem:

Catechine

Besonders bekannt ist EGCG (Epigallocatechingallat).

Es gehört zu den intensiv untersuchten Pflanzenstoffen des grünen Tees.

L-Theanin

Eine natürliche Aminosäure, die in Teeblättern vorkommt.

Sie wird wissenschaftlich mit Entspannung und Konzentration in Verbindung gebracht.

Antioxidantien

Diese Stoffe helfen dem Körper, mit oxidativem Stress umzugehen.

Matcha und die japanische Teezeremonie

Matcha ist weit mehr als ein Getränk.

In der japanischen Teezeremonie (Chanoyu) steht nicht der Tee selbst im Mittelpunkt, sondern die Haltung, mit der er zubereitet und getrunken wird.

Achtsamkeit.

Präsenz.

Langsamkeit.

Ruhe.

In diesem Sinne wird Matcha oft zu einem Ritual der Entschleunigung.

Eine einfache Matcha-Praxis

Morgenritual

1. Einen halben Teelöffel Matcha in eine Schale geben.
2. Mit heißem, nicht kochendem Wasser (ca. 70–80 °C) übergießen.
3. Mit einem Bambusbesen oder Schneebesen aufschlagen.
4. Langsam und bewusst trinken.

Währenddessen:

- nicht lesen,
- nicht aufs Handy schauen,
- nur trinken und wahrnehmen.

So wird aus einem Getränk ein kleiner Moment von „Ma" – dem bewussten Zwischenraum.

Schlussgedanke

Matcha wurde über Jahrhunderte nicht nur darum geschätzt, weil er medizinisch sehr wertvoll ist. Seine Bedeutung lag vielmehr in der Verbindung von Genuss, Achtsamkeit und bewusster Lebensführung. Vielleicht ist genau das eines der Geheimnisse der japanischen Gesundheitskultur: Nicht nur, was konsumiert wird, sondern wie man es tut.

Kapitel 33

Wilder Kurkuma aus Okinawa (Ukon)

Tradition, Ernährung und moderne Einordnung

In der japanischen Inselregion Okinawa spielt die Natur seit jeher eine zentrale Rolle in der alltäglichen Ernährung. Viele

Pflanzen, die dort wachsen, werden traditionell nicht nur als Nahrungsmittel, sondern auch als Teil eines gesundheitsbewussten Lebensstils genutzt.

> Dazu gehört auch Kurkuma, im Japanischen oft als Ukon (ウコン) bezeichnet.

Was ist „wilder Kurkuma"?

Der Begriff „wilder Kurkuma" wird häufig verwendet, um Kurkuma-Arten zu beschreiben, die:

- nicht intensiv kultiviert werden,
- in tropischen oder subtropischen Regionen wachsen,
- traditionell gesammelt und genutzt werden,
- einen höheren Anteil an sekundären Pflanzenstoffen enthalten können (je nach Art und Standort).

In Okinawa wird Kurkuma sowohl als Gewürz als auch in Form von Tees oder Extrakten verwendet.

Traditionelle Bedeutung in Okinawa

Okinawa ist bekannt für seine außergewöhnlich hohe Lebenserwartung und seine pflanzenbasierte Ernährungskultur.

In dieser Region wird Kurkuma traditionell geschätzt als Bestandteil einer insgesamt ausgewogenen Ernährung.

Er wird dort häufig eingesetzt in:

- Teezubereitungen.
- Suppen und Brühen.
- Fermentierten Getränken.
- Gewürzmischungen.

Was macht Kurkuma so interessant?

Der wichtigste bioaktive Inhaltsstoff ist:

Curcumin

Curcumin wird wissenschaftlich intensiv untersucht, insbesondere im Zusammenhang mit:

- oxidativem Stress,
- Entzündungsprozessen,
- Stoffwechselprozessen.

Curcumin ist der gelbe Farbstoff der Kurkumawurzel. Er gilt als sehr gesund.

Der Grund: Er wirkt stark entzündungshemmend und antioxidativ.

Kurkuma im Kontext der japanischen Ernährung

In Okinawa wird Kurkuma nicht isoliert betrachtet, sondern immer im Zusammenhang mit dem gesamten Lebensstil:

- frische, pflanzenbasierte Ernährung,
- geringe Kaloriendichte,
- viel Gemüse und Ballaststoffe,
- soziale Verbundenheit,
- regelmäßige Bewegung im Alltag.

Das bedeutet: Kurkuma ist kein „Einzelmittel", sondern Teil eines größeren Systems.

Einfache Anwendung im Alltag

Kurkuma-Tee (traditionell inspiriert)

- 1 kleine Menge Kurkumapulver oder frischer Kurkuma,

- heißes Wasser,
- optional: etwas Ingwer oder Zitrone,
- langsam trinken.

Kurkuma in der Küche

- in Reisgerichten,
- in Suppen (z. B. Miso-inspiriert),
- in Gemüsegerichten.

Medizinische Einordnung

Studien zu Kurkuma und Curcumin zeigen:

- antioxidative Eigenschaften,
- entzündungshemmende Effekte.

In der alternativen und erfahrungsbasierten Medizin wird Kurkuma gezielt gegen eine Vielzahl von Krankheiten erfolgreich eingesetzt.

In Japan wird diese Pflanze bereits seit dem 15. Jahrhundert in der traditionellen Volksheilkunde angewendet.

Schlussgedanke

Kurkuma wird in Okinawa nicht als isoliertes „Heilmittel" betrachtet, sondern als Teil einer lebendigen Ernährungskultur. Vielleicht liegt genau darin ein wesentlicher Unterschied: Gesundheit entsteht hier nicht durch einzelne Zutaten, sondern durch das Zusammenspiel vieler kleiner, alltäglicher Entscheidungen. Es ist aber nicht von der Hand zu weisen, dass Kurkuma eine extrem stark wirkende Pflanze ist, die gegen viele Arten von Krankheiten agiert.

Wenn Sie weitere Informationen über Kurkuma aus Okinawa wünschen, finden Sie auf Seite 216 den Weg zu uns.

Kapitel 34

Entzündungen natürlich reduzieren

Ein Zusammenspiel von Ernährung, Bewegung, Ruhe und Beziehung

Eine Entzündung ist zunächst kein krankhafter Zustand, sondern eine natürliche Reaktion des Körpers. Sie dient dazu, auf Reize, Verletzungen oder Belastungen zu reagieren und Heilungsprozesse einzuleiten.

Sie wird erst dann problematisch, wenn sie chronisch wird und der Körper dauerhaft in einem aktivierten Zustand bleibt.

Chronische Belastung als Hintergrund

Ein dauerhaft erhöhter Stresszustand kann dazu führen, dass die Regulationsprozesse des Körpers aus dem Gleichgewicht geraten. Der Körper bleibt dann in einer Art permanenter Alarmbereitschaft.

Dies kann verschiedene Systeme beeinflussen, unter anderem:

- Immunsystem.
- Stoffwechsel.
- Schlafrhythmus.
- Energiehaushalt.

Ernährung als stabilisierender Faktor

Eine an traditionellen Ernährungsweisen orientierte Ernährung mit frischen, wenig verarbeiteten Lebensmitteln kann den Körper bei seiner Regulation unterstützen.

In diesem Zusammenhang werden besonders häufig fermentierte Lebensmittel genannt, da sie mit der Darmflora in Verbindung stehen.

Bewegung als Regulation

Regelmäßige, sanfte Bewegung kann dem Körper dabei helfen, Spannungen abzubauen und den Stoffwechsel anzuregen.

Dabei geht es nicht um intensive Leistung, sondern um Kontinuität:

- Spazierengehen,
- leichte Dehnung,
- ruhige Mobilisation,
- natürliche Bewegung im Alltag.

Bewegung wirkt dabei nicht isoliert, sondern im Zusammenspiel mit anderen Faktoren.

Entspannung und Nervensystem

Das Nervensystem spielt eine zentrale Rolle bei der Regulation von Belastung und Erholung.

Wenn Ruhephasen fehlen, bleibt der Körper leichter in einem aktivierten Zustand.

Elemente wie:

- Schlaf,
- Atem,
- Ruhezeiten und
- Reizreduktion,
- unterstützen die Rückkehr in Balance.

Soziale Verbundenheit

Die soziale Dimension ist ein oft unterschätzter Faktor.

Stabile Beziehungen und Gemeinschaften können sich positiv auf das allgemeine Wohlbefinden auswirken.

In einigen Kulturen, wie beispielsweise in Okinawa, sind solche sozialen Strukturen fest im Alltag verankert.

Natur und Regulation

Auch der Aufenthalt in natürlichen Umgebungen wird häufig mit regulierenden Effekten in Verbindung gebracht.

Die Kombination aus Ruhe, visueller Einfachheit und Natur kann dem Körper dabei helfen, Stress abzubauen.

Ganzheitliche Betrachtung

Entzündungsprozesse entstehen selten durch einen einzelnen Faktor.

Meist ist es ein Zusammenspiel aus:

- Lebensstil,
- Stressbelastung,
- Ernährung,
- Schlafqualität,
- emotionaler Situation.

Deshalb liegt der Fokus weniger auf einer einzelnen Maßnahme, sondern auf dem Gesamtbild.

Schlussgedanke

Der Körper ist kein isoliertes System, das man „reparieren" kann, sondern ein dynamisches Gleichgewichtssystem.

Wenn verschiedene Bereiche gleichzeitig entlastet werden, kann Regulation wieder möglich werden.

Dies ist jedoch nicht durch einen einzigen Eingriff möglich, sondern durch ein Zusammenspiel vieler kleiner Veränderungen.

Teil IX - Japanische Alltagsheilrituale

Kapitel 35

Kleine Handlungen, große Wirkung

In der japanischen Lebensweise gibt es viele Prinzipien, die nicht als „Therapie", sondern als Teil des alltäglichen Lebens verstanden werden. Gesundheit entsteht hier weniger durch einzelne Maßnahmen als durch wiederkehrende, bewusste Handlungen.

In diesem Kapitel werden einige dieser alltagsnahen Rituale in praktischer Form zusammengestellt. Sie sind einfach und lassen sich ohne besondere Voraussetzungen in den Alltag integrieren.

Es geht nicht um Perfektion. Es geht um Wiederholung, Bewusstheit und die stille Wirkung kleiner Veränderungen.

Kaizen – die Kraft der kleinen Schritte

Kaizen beschreibt die Idee, dass große Veränderungen aus kleinen, konsequenten Schritten entstehen.

Im Alltag bedeutet das:

- nur eine kleine Gewohnheit gleichzeitig verändern,
- Veränderungen so klein wählen, dass sie nicht überfordern,
- Regelmäßigkeit wichtiger nehmen als Intensität.

Praktische Anwendung

Wählen Sie einen einzigen Bereich, zum Beispiel:

- ein Glas mehr Wasser am Tag,
- 5 Minuten früher ins Bett,
- 3 Minuten bewusste Pause zwischendurch.

Der Schlüssel liegt nicht in der Größe der Veränderung, sondern in ihrer Wiederholbarkeit.

Hara Hachi Bu – achtsames Essen

Dieses Prinzip stammt aus der traditionellen Lebensweise Okinawas und beschreibt, nur bis

etwa 80 % der Sättigung zu essen.

Praktische Anwendung

- langsam essen,
- bewusst kauen,
- nach der Hälfte kurz innehalten,
- in sich hinein spüren: „Bin ich noch hungrig oder bereits satt?"

Es geht nicht um Verzicht, sondern um Wahrnehmung.

Kokyu – der bewusste Atem

Der Atem ist eines der direktesten Instrumente zur Selbstregulation.

Praktische Anwendung

- 4 Sekunden einatmen,
- 6 bis 8 Sekunden ausatmen,
- 3–10 Minuten wiederholen,

- Schultern entspannen,
- Aufmerksamkeit in den Bauchbereich bringen.

Einige Minuten reichen aus, um den inneren Zustand spürbar zu verändern.

Te-ate – die heilende Berührung

In der japanischen Tradition gilt die Hand als Instrument der Beruhigung und Regulation.

Praktische Anwendung

- eine Hand auf den Bauch oder die Brust legen,
- ruhig sitzen oder liegen,
- den Atem spüren,
- 3–10 Minuten verweilen,
- nichts verändern, nur wahrnehmen.

Diese einfache Form der Selbstberührung kann ein Gefühl von Stabilität und innerer Ruhe fördern.

Jin Shin Jyutsu – Fingerhalten

Der Körper besitzt natürliche Energiezustände, die durch achtsame Berührung wieder harmonisiert werden können.

Praktische Anwendung

- jeden Finger 1–3 Minuten halten,
- ruhig atmen,
- Seiten wechseln.

Wirkung: energetische Balance, Stressabbau

Sōtai-Prinzip – Bewegung

Der Körper kann sich selbst ins Gleichgewicht bringen.

Praktische Anwendung

- kleine, sanfte Bewegungen,
- keine Schmerzgrenze,
- Körper reagieren lassen,
- 5–10 Minuten.

Wirkung: Entlastung, natürliche Ausrichtung

Misogi – Reinigung und innerer Reset

Misogi beschreibt ursprünglich ein Reinigungsritual, das mit Wasser und Natur verbunden ist.

Moderne, alltagstaugliche Form

- bewusst duschen (warm oder kurz kühl),
- Wasser als „Reset-Moment" wahrnehmen,
- Hände oder Gesicht achtsam waschen,
- kurz an der frischen Luft stehen.

Es geht nicht um Härte, sondern um Klarheit.

Kirei na Jikan – reine Zeit im Alltag

Ein weniger bekanntes, aber sehr kraftvolles Prinzip ist die bewusste Schaffung von „reiner Zeit", also von Momenten ohne Ablenkung.

Praktische Anwendung

- 5–10 Minuten ohne Handy oder Gespräche,
- bewusstes Sitzen oder Gehen,
- nichts konsumieren, nichts leisten,
- einfach nur sein.

Diese Form der Reduktion wirkt oft ordnender als jede Aktivität.

Verbindung statt Methode

All diese Rituale sind keine voneinander getrennten Techniken, sondern Ausdruck einer gemeinsamen Haltung: Der Körper wird nicht als Problem betrachtet, sondern als System, das auf Aufmerksamkeit reagiert.

Regulation entsteht nicht durch Kontrolle, sondern durch Beziehung.

Schlussgedanke

Die japanische Alltagskultur zeigt, dass Gesundheit nicht durch große Maßnahmen, sondern durch kleine, wiederkehrende Gesten entsteht.

- Ein Atemzug.
- Eine Pause.
- Eine bewusste Mahlzeit.
- Eine ruhige Berührung.

Vielleicht ist das eine der wichtigsten Erkenntnisse dieses Buches: Veränderung muss nicht laut beginnen, um tief zu wirken.

Kapitel 36

Die japanische Trinkwasser-Kur

Tradition, Erfahrungen und wissenschaftliche Einordnung

Wasser ist die Grundlage allen Lebens.

Kein Mensch kann ohne Wasser überleben, und nahezu jede Zelle unseres Körpers ist auf eine ausreichende Versorgung angewiesen. Dennoch trinken viele Menschen im Alltag zu wenig oder erst, wenn sich deutlicher Durst bemerkbar macht.

In den letzten Jahren hat eine Methode aus Japan weltweit Aufmerksamkeit erlangt:

die japanische Trinkwasser-Kur.

Befürworter berichten von positiven Auswirkungen auf das Wohlbefinden, die Verdauung und die Energie. Gleichzeitig kursieren im Internet zahlreiche Behauptungen über Heilwirkungen bei unterschiedlichsten Erkrankungen.

Deshalb lohnt es sich, dieses Thema nüchtern, differenziert und offen zu betrachten.

Was ist die japanische Trinkwasser-Kur?

Die Trinkwasser-Kur ist eine einfache Morgenroutine.

Der Grundgedanke lautet:

Nach mehreren Stunden Schlaf befindet sich der Körper in einer Phase relativer Flüssigkeitsabstinenz. Das Trinken von Wasser direkt nach dem Aufwachen unterstützt die Rehydrierung.

Die Methode wird häufig wie folgt beschrieben:

- morgens direkt nach dem Aufstehen Wasser trinken,
- vor dem Frühstück eine gewisse Zeit warten,
- anschließend normal essen.

Die bekannteste Methode empfiehlt:

- direkt nach dem Aufstehen 6 bis 8 Gläser Wasser zu trinken und

- anschließend etwa 30 bis 45 Minuten nichts zu essen.

Woher stammt diese Methode?

Die genaue Herkunft der Trinkwasser-Kur lässt sich heute nicht mehr eindeutig nachvollziehen.

Oft wird behauptet, sie sei Teil einer jahrhundertealten japanischen Tradition.

Tatsächlich finden sich dafür jedoch nur begrenzt historische Nachweise.

Es ist wahrscheinlicher, dass verschiedene gesundheitsorientierte Morgenrituale im Laufe der Zeit miteinander verbunden wurden.

Unabhängig von ihrer Herkunft beruht die Methode auf einem plausiblen Grundgedanken: Nach der Nacht benötigt der Körper Flüssigkeit.

Warum Wasser am Morgen?

Während des Schlafs verliert der Körper kontinuierlich Flüssigkeit:

- über die Atmung,
- über die Haut,
- über Stoffwechselprozesse.

Nach sechs bis acht Stunden Schlaf ist der Flüssigkeitshaushalt daher oft etwas reduziert.

Das morgendliche Trinken kann helfen:

- den Kreislauf zu unterstützen,
- die Flüssigkeitsversorgung zu verbessern,
- die Mundtrockenheit zu reduzieren,

- die normale Verdauung anzuregen.

Viele Menschen berichten zudem über ein Gefühl von Frische und Wachheit nach dem morgendlichen Wassertrinken.

Die berühmten „6 bis 8 Gläser“

Die bekannteste Variante empfiehlt, unmittelbar nach dem Aufstehen 1 bis 1,5 Liter Wasser zu trinken.

Nicht jeder Mensch verträgt solche Mengen auf einmal.

Insbesondere bei:

- Herz-Kreislauf-Erkrankungen,
- Nierenerkrankungen,
- bestimmten Stoffwechselstörungen.

Für viele Menschen ist es angenehmer, mit kleineren Mengen zu beginnen.

Zum Beispiel:

- 250 ml,
- 500 ml,
- individuell angepasst.

Der Körper benötigt keine Extremprogramme.

Regelmäßigkeit ist oft wichtiger als große Mengen.

Erfahrungen vieler Anwender

Menschen, die die Trinkwasser-Kur praktizieren, berichten häufig über:

- ein verbessertes Körpergefühl,
- mehr Wachheit am Morgen,
- eine aktivere Verdauung,

- regelmäßigeres Trinkverhalten im Tagesverlauf.

Diese Erfahrungen sind individuell und können von Person zu Person unterschiedlich ausfallen.

Positive Erfahrungen

Verbesserung der Hydration

Viele Menschen trinken generell zu wenig.

Bereits eine bessere Flüssigkeitsversorgung kann das Wohlbefinden positiv beeinflussen.

Bewusster Start in den Tag

Die Trinkwasser-Kur ist gleichzeitig ein Morgenritual.

Routinen können das Nervensystem stabilisieren und den Tagesbeginn strukturieren.

Aufmerksamkeit für die eigene Gesundheit

Wer sich morgens bewusst Zeit für den eigenen Körper nimmt, achtet oft auch im weiteren Tagesverlauf stärker auf Gesundheit und Wohlbefinden.

Wasser als Symbol der Reinigung

In Japan spielt Wasser nicht nur biologisch, sondern auch kulturell eine wichtige Rolle.

In vielen Traditionen symbolisiert Wasser:

- Reinheit.
- Erneuerung.
- Klarheit.
- Neubeginn.

Diese kulturelle Bedeutung könnte ebenfalls dazu beitragen, warum das morgendliche Wassertrinken einen besonderen Stellenwert erhalten hat.

Praktische Empfehlungen

Wer die Trinkwasser-Kur ausprobieren möchte, kann dies in einer einfachen Form tun:

Morgenroutine

- Nach dem Aufstehen ein bis zwei Gläser Wasser trinken.
- Langsam trinken, nicht hastig.
- Einige Minuten bewusst atmen.
- Anschließend den Tag ruhig beginnen.

Wichtig:

Die Methode sollte angenehm sein und keinen Zwang erzeugen.

Weniger ist manchmal mehr

In der japanischen Gesundheitsphilosophie findet sich häufig der folgende Gedanke:

Nicht die Extreme, sondern die Mitte führt zur Balance.

Entscheidend ist, auf seinen Körper zu hören und eine Sensibilität für das eigentliche Wohl zu entwickeln.

Schlussgedanke

Die japanische Trinkwasser-Kur ist eine einfache Methode, um den Tag bewusst zu beginnen und dem Körper nach der Nacht Flüssigkeit zuzuführen.

Ihre größte Stärke liegt in ihrer Einfachheit.

Ein Glas Wasser.

Ein bewusster Moment.

Ein ruhiger Start in den Tag.

Manchmal beginnen nachhaltige Veränderungen genau dort.

Kapitel 37

3-Tage-Entlastungs-Ritual im japanischen Stil

Kerngedanke dieses Rituals

Aus japanischer Perspektive würde man nicht fragen: „Wie entgifte ich den Körper?"

Sondern: „Wie schaffe ich Bedingungen, unter denen sich der Körper selbst regulieren kann?"

Dieses 3-Tage-Ritual ist eine moderne, sanfte Interpretation dieser Haltung. Es dient der bewussten Reduktion von Reizen und innerer Überforderung.

Grundprinzipien dieser 3 Tage

Während dieser Zeit gelten vier einfache Leitlinien:

- weniger Reize,
- einfache Ernährung,
- bewusste Ruhephasen,
- langsame, achtsame Bewegung.

Nicht der Verzicht, sondern die Entschleunigung steht im Vordergrund.

Tag 1 – Ankommen und Reduzieren

Der erste Tag dient der Umstellung.

Ernährung

- warme, leichte Mahlzeiten,
- Reis, Gemüse, Suppen,
- keine schweren oder stark verarbeiteten Speisen,
- ausreichend Wasser oder milder Tee.

Eine einfache Miso-Suppe kann dabei als beruhigendes Grundnahrungsmittel dienen.

Körper

- 10–20 Minuten Spaziergang,
- keine intensive körperliche Belastung,
- warme Dusche oder Fußbad am Abend.

Geist

- Bildschirmzeit bewusst reduzieren,
- keine Informationsüberflutung am Abend,
- 5 Minuten ruhiges Sitzen ohne Ziel.

Tag 2 – Vertiefung der Ruhe

Der zweite Tag ist der Kern der Entlastung.

Atem und Nervensystem

- 5–10 Minuten ruhiges Atmen,
- verlängerte Ausatmung,
- Aufmerksamkeit im Bauchraum.

Körperpflege als Ritual

- bewusstes Duschen (warm oder leicht kühl),
- Wasser als „Reset-Moment" wahrnehmen,
- kein Zeitdruck, keine Ablenkung.

Ernährung

- weiterhin leicht und warm,
- langsam essen (mindestens 15 Minuten pro Mahlzeit),
- nach Möglichkeit 80 %-Sättigungsprinzip.

Geist

- längere Pausen ohne Input,
- 10 Minuten Stille am Nachmittag,
- bewusstes Nichtstun zulassen.

Tag 3 – Integration und Stabilisierung

Der dritte Tag dient nicht der Steigerung, sondern der Rückkehr in den Alltag.

Körper

- leichte Selbstmassage oder Druck entlang von Armen und Schultern,
- sanfte Bewegung ohne Ziel,
- lockeres Dehnen oder Gehen.

Atem & Präsenz

- bewusste Pausen im Alltag einbauen,
- 2–3 Minuten „Ma-Zeit“: nichts tun, nichts erreichen,
- nur sitzen und wahrnehmen.

Ernährung

- langsame Rückkehr zur normalen Kost,
- weiterhin bewusst essen,
- keine Überkompensation.

Reflexion

Am Ende des Tages:

- Wie fühlt sich der Körper an?
- Wo ist mehr Ruhe entstanden?
- Was möchte ich beibehalten?

Zurück in den Rhythmus des Körpers

In der japanischen Tradition geht es selten um radikale „Reinigungskuren". Viel häufiger findet man das Prinzip der Entlastung durch Einfachheit.

Der Körper wird dabei nicht als System betrachtet, das „gereinigt" werden muss, sondern als Organismus, der wieder in seinen natürlichen Rhythmus zurückfinden darf.

Kapitel 38

1. „Entgiftung" in der japanischen Tradition – das Grundverständnis

In der traditionellen japanischen Medizin (Kampo, Shiatsu, Meridianlehre) wird der Körper nicht als „verschmutzt", sondern als aus dem Gleichgewicht gerate verstanden.

Es gibt jedoch Rituale, Lebensrhythmen und wiederkehrende Praktiken, die sich langfristig positiv auf die Gesundheit auswirken.

Statt „Toxine auszuleiten", spricht man eher von:

- gestauter Energie,
- schlechter Zirkulation,
- „Feuchtigkeit" oder „Kälte" im System (traditionelle Begriffe),

- eingeschränkter Funktion von Verdauung und Stoffwechsel.

Kerngedanke: Harmonisierung statt radikaler Reinigung.

2. Die wichtigste „Entgiftungsform“: Schweiß & Wärme

Eine der zentralen Formen der japanisch geprägten „Reinigung“ ist das Schwitzen durch Wärme.

Onsen-Kultur (heiße Quellen)

Onsen werden traditionell genutzt für:

- Entspannung.
- Muskelregeneration.
- Kreislaufaktivierung.
- Subjektives „Reinigungsgefühl“.

Praktiche Form (modern übertragen)

- 15–30 Minuten warmes Baden oder Thermalbad,
- kein Handy, keine Ablenkung,
- Ruhephase danach (wichtig!),
- Wärme bewusst nachwirken lassen.

Kerngedanke: nicht reinigen, sondern lösen und entspannen. Wärme bringt Bewegung ins System, wodurch wiederum die Regulation gefördert wird.

3. Ofuro-Ritual – tägliche Reinigungskultur

Das japanische Bad ist traditionell kein schnelles Duschen, sondern ein bewusst zelebriertes Ritual.

Praktische Form

- erst Körper reinigen,
- dann in warmes Wasser eintauchen,
- 10–20 Minuten Ruhe,
- Übergang in Schlaf vorbereiten.

Kerngedanke: Reinigung ist ein Übergang zwischen den Welten (Tag → Ruhe).

Misogi – rituelle Reinigung mit Wasser

Misogi ist ursprünglich ein Shinto-Reinigungsritual.

Traditionell:

- kaltes Wasser in der Natur,
- Flüsse oder Wasserfälle,
- rituelle Reinigung von Körper und Geist.

Modern interpretiert:

- kalte Dusche,
- bewusstes Wasser-Ritual,
- mentale „Neuausrichtung“.

Traditionell wird die Wirkung als „Reinigung“ beschrieben, moderner hingegen eher als:

- Stressreset,
- Aktivierung des Nervensystems,
- mentale Klarheit.

4. Lymph- und Energiefluss durch Berührung

In der japanischen Körperarbeit wird „Entlastung“ oft über sanfte Stimulation erreicht.

Shiatsu

Shiatsu arbeitet mit:

- Druck auf Meridianlinien.
- Förderung der Durchblutung.
- Entspannung des vegetativen Nervensystems.

Traditionell wird gesagt:

Wenn der Energiefluss frei ist, „reinigt" sich der Körper selbst.

Jin Shin Jyutsu

Hier wird über Finger- und Körperhaltungen gearbeitet, um:

- innere Spannungen zu lösen,
- Energiefluss zu harmonisieren,
- Stressreaktionen zu reduzieren.

5. Ernährung als „sanfte Entlastung"

In der japanischen Tradition wird Ernährung nicht als Detox verstanden, sondern als geringere Belastung für den Körper.

Typische Elemente:

- leichte, gut verdauliche Mahlzeiten,
- fermentierte Lebensmittel (Miso, Natto),
- warme Speisen statt kalter Ernährung,
- regelmäßige, kleine Portionen.

6. Shinrin Yoku – Wald als Regulation

Beim „Waldbaden" geht es nicht um sportliches Wandern, sondern um das bewusste Verweilen im Wald.

Praktische Form

- langsam gehen oder stehen bleiben,
- 20–60 Minuten ohne Ziel,
- Geräusche, Licht, Gerüche wahrnehmen,
- kein Gespräch, kein Handy.

Kerngedanke: Der Körper reguliert sich durch Naturkontakt und nicht durch Aktivität.

7. Zazen – stille Sitzpraxis

Zazen ist die zentrale Praxis des Zen-Buddhismus und bedeutet einfaches Sitzen in Stille.

Praktische Form

- aufrecht sitzen,
- Atem beobachten,
- nicht eingreifen,
- Gedanken kommen und gehen lassen.

Kerngedanke: Zazen ist die zentrale Praxis des Zen-Buddhismus und bedeutet nichts anderes als das einfache Sitzen in Stille.

8. Kaizen des Körpers – Mikro-Rituale statt Kuren

Anstelle von „Kuren" setzt Japan oft auf kleine tägliche Verbesserungen.

Praktische Form

- eine Mini-Gewohnheit pro Woche,
- z. B. drei Minuten Atem, ein Spaziergang, eine warme Mahlzeit bewusster essen,
- keine Überforderung.

Kerngedanke: Gesundheit entsteht durch kleine Wiederholungen, nicht durch Extreme.

9. „Ma"-Ritual – die Kunst der Pause

Bewusste Leere zwischen Aktivitäten.

Praktische Form

- 2–5 Minuten nichts tun,
- kein Input,
- kein Ziel,
- nur sitzen oder schauen.

Kerngedanke: Regeneration entsteht im Zwischenraum.

Was ist der gemeinsame Kern aller japanischen Ansätze?

Wenn man alles zusammenfasst, entsteht ein sehr klares Prinzip:

Japanische „Entgiftung" bedeutet nicht Reinigung durch Extreme, sondern Entlastung durch Balance.

Oder einfacher:

- Wärme statt Kälte.
- Ruhe statt Reiz.
- Rhythmus statt Überforderung.
- Regulation statt Kampf.

Kapitel 39

Japanische Fußbäder (Ashiyu)

Wärme, Ruhe und Regulation über die Füße

In Japan spielen Wärme und Wasser eine zentrale Rolle im Alltag. Neben den bekannten heißen Quellen (Onsen) gibt es eine sehr einfache und für jeden zugängliche Form der Wasseranwendung: das Fußbad, das im Japanischen häufig als „Ashiyu" bezeichnet wird.

Ashiyu ist kein komplexes Therapiesystem, sondern eine alltägliche Praxis, die auf sehr direkte Weise den Körper und den Geist anspricht. Dabei werden die Füße stimuliert.

Die Grundidee

Die Füße tragen den gesamten Körper. In ihnen befinden sich zahlreiche Nervenenden, Blutgefäße und Reflexzonen.

Ein warmes Fußbad wirkt daher nicht nur lokal, sondern wird häufig als ganzheitlich beruhigend empfunden.

In der japanischen Kultur steht dabei nicht die „medizinische Wirkung" im Vordergrund, sondern:

- Entschleunigung.
- Wärme als Sicherheitsgefühl.
- Rückzug aus Reizüberflutung.
- Einfache Form der Selbstfürsorge.

Traditioneller Kontext

Fußbäder sind in Japan oft:

- in Parks oder Thermalregionen zugänglich (öffentliche Ashiyu-Becken).
- Teil von Onsen-Orten (heiße Quellen).
- Bestandteil von Pflege- und Erholungsritualen.

Kerngedanke: Der Mensch kommt über Wärme wieder in einen Zustand innerer Ruhe.

Wirkung aus moderner Sicht

Wissenschaftlich lassen sich einige Effekte gut erklären:

- Förderung der Durchblutung in den unteren Extremitäten.
- Aktivierung parasympathischer Entspannungsreaktionen.
- Subjektive Stressreduktion.
- Beruhigung des Nervensystems durch Wärmereiz.
- Gefühl von Erdung und Körperpräsenz.

Einfache Praxisanleitung (zu Hause)

Klassisches japanisch inspiriertes Fußbad

Man benötigt:

- eine Schüssel oder ein kleines Becken,
- warmes Wasser (angenehm, nicht heiß),
- optional: etwas Salz oder ätherische Öle (sparsam).

Ablauf:

1. Füße ins warme Wasser stellen,
2. ruhig sitzen,
3. bewusst atmen (langsame Ausatmung),
4. 10–20 Minuten verweilen,

5. danach gut abtrocknen und warm halten.

Wichtig ist nicht die Technik, sondern die Ruhe.

Die Verbindung zu „Ma" und Ritualen

Fußbäder lassen sich sehr gut mit dem japanischen Konzept des Zwischenraums verbinden:

Ein Fußbad ist ein typischer „Ma-Moment":

- keine Leistung,
- keine Ablenkung,
- kein Ziel,
- nur Sein im Übergang zwischen Aktivität und Ruhe.

Japanische Fußbäder zählen zu den einfachsten Formen der Selbstregulation. Sie benötigen weder Technik noch Wissen, sondern lediglich Wärme und Zeit. Gerade darin liegt vielleicht ihre Kraft: Sie holen den Menschen aus dem Denken zurück in den Körper, aus der Aktivität in die Ruhe und aus der Anspannung in einen Zustand stiller Präsenz.

Kapitel 40

Kobido Massage

Die japanische Kunst der Gesichtsmassage

Die Kobido-Massage ist eine traditionelle japanische Gesichtsmassage, die oft als „natürliches Lifting" bezeichnet wird. Der Name Kobido bedeutet sinngemäß „alter Weg der Schönheit".

Sie ist eine der ältesten bekannten Formen der kosmetischen Gesichtspflege in Japan und verbindet Massage, Energiearbeit und ästhetische Pflege.

Ursprung und Geschichte

Kobido hat seinen Ursprung in der japanischen Edo-Zeit und wurde ursprünglich im Umfeld traditioneller Körper- und Heilkunst entwickelt.

Die Methode wurde über Generationen hinweg weitergegeben und war lange Zeit der gehobenen Gesellschaft vorbehalten.

Im Kern steht dabei nicht nur äußere Schönheit, sondern ein ganzheitliches Verständnis von Ausstrahlung und innerer Balance.

Grundprinzipien der Kobido Massage

Die Technik basiert auf einer Kombination aus:

- schnellen, rhythmischen Klopfbewegungen,
- sanften Streichungen,
- Druckpunktarbeit im Gesicht,
- Lymphstimulation,
- Entspannung der Gesichtsmuskulatur.

Ziel ist es, Spannungen im Gesicht zu lösen und die Durchblutung anzuregen.

Wirkung aus traditioneller Sicht

In der traditionellen japanischen Kultur wird das Gesicht als Spiegel des inneren Zustands betrachtet.

Ein entspannter Gesichtsausdruck steht dabei nicht nur für äußere Schönheit, sondern auch für innere Ruhe.

Kobido wird daher mit folgenden Effekten in Verbindung gebracht:

- Entspannung der Gesichtszüge,

- „geklärter“ Ausdruck,
- Gefühl von Leichtigkeit im Kopfbereich,
- allgemeine Beruhigung.

Moderne Einordnung

Aus heutiger Sicht lassen sich viele Effekte eher physiologisch erklären:

- Förderung der Durchblutung der Gesichtshaut.
- Entspannung der mimischen Muskulatur.
- Anregung des Lymphflusses.
- Reduktion von Spannungsgefühlen im Kiefer- und Stirnbereich.

Kobido als Ritual – nicht nur als Technik

Besonders interessant ist die Einbettung in die japanische Kultur der Achtsamkeit.

Kobido ist nicht nur eine „Massage“, sondern kann auch als Ritual verstanden werden:

- langsame, bewusste Berührung,
- Fokus auf Präsenz,
- Wahrnehmung des eigenen Gesichts ohne Bewertung,
- Übergang von Anspannung zu Ruhe.

Einfache Selbstanwendung

Eine vollständige Kobido-Behandlung ist komplex und wird von geschulten Praktizierenden durchgeführt. Einige ihrer Prinzipien lassen sich jedoch einfach übertragen:

Mini-Routine für den Alltag

- Sanftes Streichen von Stirn zur Schläfe,

- leichtes Klopfen entlang der Wangen,
- entspannender Druck im Kieferbereich,
- langsames Ausstreichen entlang des Halses.

Dauer: 3–5 Minuten

Entscheidend ist nicht die Technik, sondern die Qualität der Berührung: Sie sollte ruhig, bewusst und nicht mechanisch sein.

Die Kobido-Massage zeigt eine besondere Seite der japanischen Kultur:

Schönheit entsteht nicht durch Veränderung, sondern durch Entspannung. Wenn die Gesichtszüge entspannen, entsteht oft etwas, das tiefer geht als die äußere Wirkung: ein stiller Moment innerer Ruhe, der nach außen sichtbar wird.

Kapitel 41

Struktur, Rhythmus und bewusste Übergänge im Alltag

Rituale sind keine großen Handlungen. Oft sind es kleine, sich wiederholende Abläufe, die dem Körper und dem Nervensystem Orientierung geben.

Sie markieren Übergänge: vom Schlaf in den Tag, von Aktivität zur Ruhe und von der Außen- zur Innenorientierung.

Gerade in einer Zeit hoher Reizdichte können solche Strukturen stabilisierend wirken.

Morgenritual

Ankommen im Tag

Der Morgen ist eine Phase, in der das Nervensystem besonders formbar ist. Der Übergang vom Schlaf zur Aktivität kann bewusst gestaltet werden.

Wasser trinken

Nach der Nacht ist der Körper leicht dehydriert. Wasser am Morgen kann wie ein sanfter Impuls wirken und den Organismus aktivieren.

Atemübung

Einige ruhige Atemzüge helfen, den Übergang bewusst zu gestalten:

- langsam einatmen,
- länger ausatmen als einatmen,
- Aufmerksamkeit auf den Körper richten.

Dankbarkeit

Ein kurzer Moment der inneren Ausrichtung:

- Was ist gerade stabil?
- Was ist vorhanden?
- Was trägt mich heute?

5 Minuten Strömen

Eine kurze Selbstberührung kann helfen, den Körper in Ruhe und Präsenz zu bringen.

Mittagsritual

Zurück in die Mitte

Die Tagesmitte ist häufig von Aktivität, Außenreizen und mentaler Belastung geprägt. Ein kurzes Ritual kann dabei helfen, den inneren Zustand zu stabilisieren.

Bewusstes Essen

Essen wird hier nicht nur als Nahrungsaufnahme verstanden, sondern als Pause.

- langsam essen,
- ohne Ablenkung,
- Wahrnehmung des Körpers.

Kurzer Spaziergang

Ein kurzer Aufenthalt im Freien kann helfen, den Kopf zu entlasten und den Körper wieder wahrzunehmen.

Atempause

Ein bis zwei Minuten bewusste Atmung reichen oft aus, um den inneren Zustand zu verändern.

Abendritual

Übergang in Ruhe

Der Abend ist die Phase der Entladung und Vorbereitung auf Regeneration.

Digital Detox

Reduktion von Bildschirmreizen kann den Übergang in die Nacht erleichtern.

Shinrin-Yoku-Elemente

Auch ein kurzer Kontakt mit Naturreizen – Licht, Luft, Stille – kann beruhigend wirken.

Jin Shin Jyutsu

Sanfte Selbstberührung kann helfen, Spannungen des Tages loszulassen.

Schlafvorbereitung

Der Körper reagiert stark auf wiederkehrende Abendroutinen. Regelmäßigkeit kann die Einschlafqualität verbessern.

Schlussgedanke

Rituale sind keine Pflichtprogramme, sondern Angebote an den Körper.

Sie schaffen Wiedererkennbarkeit und damit Sicherheit.

Und Sicherheit ist oft die Grundlage dafür, dass Regulation überhaupt möglich wird.

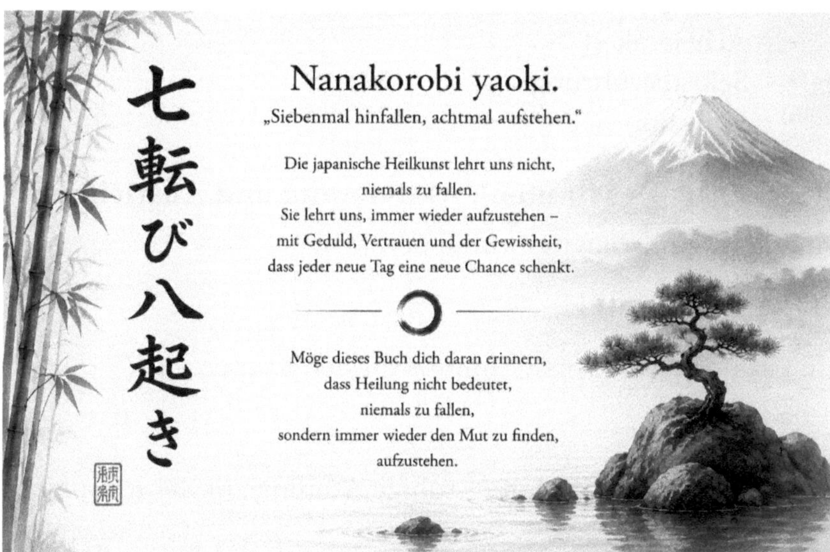

Kapitel 42

21-Tage-Selbstheilungsprogramm & Intensiv-Tagesplan

Dieses letzte Kapitel dient der praktischen Integration. Es handelt sich nicht um ein starres Programm, sondern um einen strukturierten Rahmen, der Körper, Nervensystem und Alltag wieder miteinander verbindet.

Kerngedanke: Durch kleine, wiederkehrende Impulse über einen Zeitraum von 21 Tagen können neue Gewohnheiten etabliert und das Körperbewusstsein gestärkt werden.

Grundstruktur jedes Tages

Jeder Tag folgt einer klaren, aber einfachen Struktur:

- Wasser.
- Bewegung.
- Achtsamkeit.
- Selbstberührung.
- Reflexion.

Morgen (10–15 Minuten): Aktivierung und Ausrichtung

Der Tag beginnt bewusst ruhig und klar.

Wasser

Ein Glas Wasser als erster Impuls für den Körper.

Atem

3–5 Minuten Atem (Kokyu) - ruhige Atmung zur Zentrierung.

Kurze Selbstberührung

Kurze Selbstberührung (Te-ate) - Ein bis zwei Handpositionen zur Beruhigung des Systems.

Mittag (5–10 Minuten): Stabilisierung

Bewusste Pause

Kurz innehalten, ohne Bildschirm - bevor der Tag weiterläuft.

Bewegung

5 Minuten Spaziergang oder Bewegung.

Achtsames Essen

Achtsames Essen (Hara Hachi Bu Prinzip) - Langsam, ohne Ablenkung, mit Wahrnehmung des Körpers.

Abend (15–20 Minuten): Entladung und Regeneration

Reizreduktion

Licht, Bildschirm und äußere Aktivität reduzieren.

Ruhige Bewegung oder Dehnung

Keine Leistung, nur Entlastung.

Selbstberührung

Sanfte Kontaktaufnahme mit dem Körper.

Vorbereitung auf Schlaf

Schlaf

Reflexion am Ende jedes Tages:

- Wie hat sich mein Körper angefühlt?
- Wann war Ruhe spürbar?
- Was hat Stress reduziert?
- Was hat gut getan?

Keine Bewertung – nur Beobachtung.

Intensiv-Tagesplan (für tiefe Regeneration)

Dieser Plan kann 1–3 Tage pro Woche genutzt werden.

Morgen

- warmes Wasser,
- 10 Minuten Atemarbeit,
- 5 Minuten Stille (ohne Ziel).

Tag

- 20–30 Minuten Naturkontakt (Shinrin Yoku),
- bewusst langsames Essen,
- keine Multitasking-Aktivität.

Abend

- warmes Duschen (Misogi-Prinzip),
- 10 Minuten Selbstberührung,
- frühe Ruhephase.

Schlussgedanke

Dieses Programm ist weder eine Behandlung noch ein starres System.

Es ist eine Einladung, den Körper wieder als etwas zu betrachten, der reagiert, kommuniziert und sich selbst regulieren kann, und der es verdient, dass wir uns um ihn kümmern.

Nicht durch Perfektion,

sondern durch Wiederholung, Aufmerksamkeit und Einfachheit.

Kapitel 43

Ritualseiten (zum täglichen Ausfüllen)

Morgenritual

- Heute beginne ich den Tag mit…
- Mein Körper fühlt sich gerade an wie…
- Meine Intention für heute ist…

Mittagsritual

- Ich pausiere jetzt bewusst, um…
- Mein Energiezustand (0–10):
- Was mein Körper jetzt braucht:

Abendritual

- Was ich heute loslasse:
- Was mir gutgetan hat:
- Mein Körper darf jetzt in Ruhe gehen, weil…

Wochenreflexion (alle 7 Tage)

- Was hat sich verändert?
- Wo war mehr Ruhe spürbar?
- Was hat Stress reduziert?
- Was möchte ich beibehalten?

Mini-Protokoll „Selbstheilungsrhythmus“

Markiere täglich:

- ☐ Wasser bewusst getrunken
- ☐ Atem bewusst praktiziert
- ☐ 1x Selbstberührung
- ☐ 1x Bewegung/Spaziergang
- ☐ 1 ruhiger Moment ohne Reiz

Teil X - Praktisches zum Abschluss

Kapitel 44

So nutzen Sie dieses Buch im Alltag

Dieses Buch ist kein System, das vollständig „angewendet“ werden muss. Es ist auch keine Methode, die Schritt für Schritt abgearbeitet werden soll.

Es ist vielmehr eine Sammlung von Wegen, Impulsen und Haltungen aus der japanischen Kultur, die als Einladung gedacht ist, das eigene Leben zu vereinfachen, zu beruhigen und bewusster zu gestalten.

Die wichtigste Frage ist daher nicht: „Was muss ich alles machen?“, sondern: „Was davon tut mir in meinem Leben wirklich gut?“

1. Weniger ist mehr – die Grundregel der Integration

Überforderung ist einer der häufigsten Fehler bei ganzheitlichen Ansätzen.

Zu viele Methoden, zu viele Rituale und zu viele neue Gewohnheiten führen oft zu Stress und damit genau zum Gegenteil.

Die japanische Perspektive ist eine andere.

Sie folgt dem stillen Prinzip, dass Veränderung nicht durch Menge, sondern durch Wiederholung entsteht.

2. Wählen Sie nicht alles – wählen Sie wenige Anker

Dieses Buch enthält viele Rituale, Konzepte und Praktiken. Doch der Alltag braucht keine Vielfalt, sondern Stabilität.

Wähle deshalb:

- Ein Morgenritual.
- Ein Tagesanker.
- Ein Abendritual.

Mehr braucht es nicht.

Beispiel einer einfachen Integration

Morgen:

- 3 Minuten ruhiges Atmen (Kokyu),
- ein Glas Wasser in Stille trinken.

Tagsüber:

- bewusste Pause („Ma") für 2–5 Minuten,
- einfache, achtsame Mahlzeit (Hara Hachi Bu-Prinzip).

Abends:

- warmes Wasser oder Fußbad (Ashiyu),
- kurze Reflexion oder Dankbarkeit.

3. Rituale sind keine Pflicht – sondern Erinnerung

In der japanischen Kultur ist ein Ritual weder Zwang noch Leistung.

Es ist eine Erinnerung.

Eine Erinnerung, langsamer zu werden.

Präsenter zu werden.

Weniger zu reagieren und mehr zu spüren.

Wenn ein Ritual Druck erzeugt, verliert es seinen Sinn.

4. Der Körper braucht keine Perfektion, sondern Rhythmus

Viele moderne Gesundheitsansätze sind auf Optimierung ausgerichtet.

Die japanische Sichtweise ist einfacher:

- regelmäßiger Schlaf,
- ruhige Mahlzeiten,
- natürliche Bewegung,
- bewusste Pausen.

Es geht nicht darum, alles „richtig" zu machen.

Es geht vielmehr darum, einen Rhythmus zu finden, der den Körper nicht ständig überfordert.

5. Integration bedeutet Wiederholung, nicht Abwechslung

Ein zentraler Unterschied zu westlichen Selbstoptimierungssystemen besteht darin, dass nicht ständig Neues ausprobiert wird.

Sondern:

- das Gleiche wiederholen,
- kleine Dinge stabilisieren,

- Gewohnheiten sanft vertiefen.

So entsteht Veränderung nicht im Kopf, sondern im Alltag.

6. Wenn alles zu viel wird: zurück zur Einfachheit

Wenn du merkst, dass du zu viele Elemente gleichzeitig nutzen möchtest, kehre zurück zu einem einzigen Prinzip:

- Atmen.
- Essen.
- Ruhen.

Mehr braucht es nicht, um wieder in Kontakt mit dir selbst zu kommen.

7. Meine Intention mit diesem Buch:

ist nicht, dich in ein neues System zu führen.
Ich möchte dich aus dem System der Überforderung herausführen.

Nicht durch mehr Wissen.
Sondern durch weniger Lärm.

Nicht durch Kontrolle.
Sondern durch Wahrnehmung.

Nicht durch Perfektion.
Sondern durch Rückkehr.

Vielleicht ist die wichtigste Erkenntnis dieses Buches nicht eine Methode, sondern eine Haltung:

Dass Gesundheit nicht etwas ist, das man „erreicht",
sondern etwas, das entsteht,
wenn man aufhört, ständig gegen sich selbst zu leben.

Kapitel 45

Was bleibt, wenn alles still wird

Am Ende dieses Buches werden keine neuen Methoden mehr vorgestellt. Es gibt keine weiteren Techniken oder Konzepte.

Denn vielleicht war das nie das Ziel.

Es ging nie darum, etwas zu lernen, das man vorher nicht wusste.

Sondern darum, sich an etwas zu erinnern, das längst vorhanden ist.

Die Einfachheit hinter allem

Betrachtet man die vielen Wege der japanischen Heil- und Lebenskunst – Atem, Berührung, Ernährung, Natur und Stille –, so zeigt sich ein gemeinsamer Kern.

Er ist leise.

Unauffällig.

Und gerade deshalb so leicht zu übersehen.

Es ist die Rückkehr zur Einfachheit.

Nicht als Verzicht, sondern als Entlastung.

Der Körper als Ort der Rückkehr

In vielen modernen Lebensweisen wurde der Körper zu einem Projekt: optimieren, verbessern, kontrollieren.

In der japanischen Perspektive erscheint er jedoch anders.

Er wird nicht als Problem betrachtet.

Nicht als Aufgabe.

Sondern als Ort der Rückkehr.

Ein Ort, der nicht perfekt sein muss, um vollständig zu sein.

Was Heilung hier bedeutet

In diesem Verständnis ist Heilung kein Kampf gegen etwas.

Sie ist auch kein Zustand, den man erreicht und dann besitzt.

Heilung ist vielmehr ein Prozess des Erinnerns:

- an Rhythmus statt Chaos,
- an Ruhe statt Daueranspannung,
- an Beziehung statt Trennung.

Vielleicht ist Heilung nichts Neues.

Vielleicht ist sie nichts anderes als das Aufhören, sich selbst ständig zu verlieren.

Die leisen Lehrer dieses Buches

Dieses Buch spricht nicht mit einer einzigen Stimme.

Es besteht aus vielen leisen Stimmen:

- der Atem, der sich beruhigt,
- das Wasser, das den Körper trägt,
- die Natur, die nichts verlangt,
- die Berührung, die nichts erzwingt,
- die Stille zwischen zwei Gedanken.

Sie alle sagen im Grunde dasselbe – ohne Worte:

Du musst nicht mehr werden. Du darfst wieder mehr verlieren.

Japan als Spiegel, nicht als Ziel

Japan ist in diesem Buch kein Ideal.

Es ist ein Spiegel.

Ein kultureller Raum, in dem bestimmte Prinzipien sichtbar werden, die auch anderswo existieren, jedoch oft von Geschwindigkeit, Lautstärke und Überforderung überlagert werden.

Es geht nicht darum, Japan zu kopieren.

Sondern darum, sich erinnern zu lassen.

Der eigentliche Übergang

Vielleicht ist der wichtigste Moment nicht das Lesen dieses Buches.

Sondern der Moment danach.

Wenn Sie es zur Seite legen.
Wenn es wieder still wird.
Wenn kein Satz mehr Sie führt.

Und genau dort beginnt etwas anderes.

Nicht als neue Aufgabe.
Sondern als Möglichkeit.

Eine letzte Erinnerung

Wenn Sie nur eine Botschaft aus diesem Buch mitnehmen möchten, dann vielleicht diese:

Gesundheit ist nicht das Ergebnis von Kontrolle.

Sie ist das Ergebnis von Beziehungen – zu dir selbst, zu deinem Körper und zum Leben.

Alles, was Sie hier gelesen haben, kann Sie begleiten.

Aber nichts davon muss Sie festhalten.

Sie können Rituale beibehalten oder wieder loslassen.

Sie können Wege ausprobieren oder sie vergessen.

Sie können dieses Buch schließen und trotzdem weitergehen.

Denn das Leben selbst ist kein Konzept.

Es ist ein lebendiger Moment nach dem anderen.

Und vielleicht ist genau das die stillste Wahrheit dieses Buches: Du bist nicht auf dem Weg zu dir selbst.

Du bist längst da.

Abschließende persönliche Worte

„Die Natur heilt, wenn wir ihr die Möglichkeit dazu geben."

Dieser Gedanke zieht sich wie ein unsichtbarer Faden durch viele traditionelle Heilmethoden Japans. Er bildet das Fundament einer Gesundheitsphilosophie, die sich über Jahrhunderte entwickelt hat und bis heute viele Menschen inspiriert.

Während moderne Gesundheitssysteme oft auf die Behandlung bereits bestehender Beschwerden ausgerichtet sind, verfolgt die traditionelle japanische Heilkunst einen anderen Ansatz. Ihr Schwerpunkt liegt auf der Erhaltung des Gleichgewichts, der Vorbeugung von Erkrankungen und der Unterstützung jener Kräfte, die dem Körper von Natur aus innewohnen.

Gesundheit wird dabei nicht als starrer Zustand verstanden, sondern als ein dynamischer Prozess. Ein Mensch kann sich an einem Tag voller Energie fühlen und am nächsten erschöpft sein. Er kann körperlich gesund erscheinen und dennoch unter innerem Stress leiden. Umgekehrt können Menschen trotz gesundheitlicher Herausforderungen Lebensfreude, innere Stärke und Zufriedenheit bewahren.

Aus japanischer Sicht befindet sich Gesundheit daher nicht ausschließlich im Körper. Sie entsteht aus dem harmonischen Zusammenspiel vieler Faktoren.

In der traditionellen japanischen Heilkunst wird der Mensch als Ganzes betrachtet.

Körperliche Beschwerden werden nicht isoliert betrachtet, sondern immer im Zusammenhang mit dem gesamten Lebensumfeld gesehen.

Dieses Verständnis wirkt heute erstaunlich modern. Auch die aktuelle Gesundheitsforschung erkennt zunehmend, dass viele Erkrankungen nicht durch einen einzelnen Faktor entstehen, sondern durch ein komplexes Zusammenspiel verschiedener Einflüsse.

Chronischer Stress kann beispielsweise den Schlaf beeinträchtigen.

Schlechter Schlaf wiederum kann Entzündungsprozesse fördern.

Diese können wiederum die Stimmung beeinflussen.

Negative Gefühle können das Immunsystem belasten.

Der Körper reagiert stets als Ganzes.

Diese Zusammenhänge wurden in der japanischen Heilkunst bereits erkannt, bevor moderne wissenschaftliche Begriffe dafür existierten.

Ein zentrales Prinzip der japanischen Kultur ist die Harmonie.

Das japanische Wort „Wa" bedeutet Harmonie, Frieden und Ausgewogenheit. Dieser Gedanke prägt viele Lebensbereiche – von zwischenmenschlichen Beziehungen über Architektur und Gartenkunst bis hin zur Gesundheitslehre.

Harmonie bedeutet dabei nicht Perfektion.

Es geht nicht darum, dass alles stets ideal verläuft.

Vielmehr geht es um die Fähigkeit, immer wieder ins Gleichgewicht zurückzufinden.

Die Natur liefert dafür ein eindrucksvolles Beispiel.

Der Wechsel von Tag und Nacht.

Die Jahreszeiten.

Ebbe und Flut.

Wachstum und Ruhe.

Alles folgt natürlichen Rhythmen.

Der Mensch ist Teil dieser Rhythmen. Entfernt er sich dauerhaft von ihnen, können Belastungen entstehen.

Die japanische Heilkunst versucht deshalb nicht, den Menschen gegen die Natur arbeiten zu lassen, sondern ihn wieder mit ihren Rhythmen in Einklang zu bringen.

Ein bemerkenswerter Unterschied zwischen vielen traditionellen Heilmethoden und modernen Gesundheitssystemen liegt im Blick auf Prävention.

In Japan existiert seit Jahrhunderten die Vorstellung, dass die beste Behandlung jene ist, die gar nicht erst notwendig wird.

Ein alter Grundsatz lautet sinngemäß:

"Der gute Heiler behandelt die Krankheit, bevor sie entsteht."

Dieser Gedanke mag zunächst selbstverständlich erscheinen. Dennoch verbringen viele Menschen einen Großteil ihres Lebens damit, auf Warnsignale ihres Körpers erst dann zu reagieren, wenn Beschwerden bereits deutlich spürbar geworden sind.

Die japanische Heilkunst setzt früher an.

Sie fragt:

- Wie können wir unsere Gesundheit täglich unterstützen?
- Wie können wir Belastungen rechtzeitig erkennen?
- Wie können wir unser inneres Gleichgewicht bewahren?

Deshalb spielen einfache Gewohnheiten eine so wichtige Rolle:

- ausreichend Wasser trinken,
- regelmäßige Bewegung,
- bewusste Ernährung,
- ausreichender Schlaf,
- Entspannung,
- soziale Verbundenheit,
- Naturerfahrungen.

Diese Maßnahmen erscheinen unspektakulär.

Doch genau darin liegt ihre Stärke.

Viele Menschen suchen nach außergewöhnlichen Methoden, um ihre Gesundheit zu verbessern.

Die japanische Heilkunst lenkt den Blick dagegen oft auf die kleinen Dinge des Alltags.

Ein täglicher Spaziergang.

Eine Schale Miso-Suppe.

Ein Moment der Dankbarkeit.

Eine bewusste Atemübung.

Ein paar Minuten Stille.

Über Wochen, Monate und Jahre können solche Gewohnheiten eine erstaunliche Wirkung entfalten.

Die Bewohner Okinawas sprechen häufig davon, dass Gesundheit nicht durch einzelne große Entscheidungen entsteht, sondern durch viele kleine Entscheidungen, die jeden Tag getroffen werden.

Diese Sichtweise passt gut zu modernen Erkenntnissen der Verhaltensforschung.

Nicht einzelne Maßnahmen verändern unser Leben.

Unsere täglichen Gewohnheiten tun es.

Ein weiterer Grundpfeiler der japanischen Heilkunst ist die tiefe Verbindung zur Natur.

In Japan wird die Natur traditionell nicht als etwas betrachtet, das kontrolliert oder beherrscht werden muss.

Sie gilt vielmehr als Lehrerin.

Die Jahreszeiten werden bewusst wahrgenommen.

Kirschblütenfeste feiern den Frühling.

Ahornfeste begleiten den Herbst.

Wälder gelten als Orte der Regeneration.

Gärten werden so gestaltet, dass sie innere Ruhe fördern.

Diese Naturverbundenheit spiegelt sich auch in vielen Heilmethoden wider.

Pflanzenmedizin.

Waldbaden.

Achtsamkeitsübungen.

Meditation.

Traditionelle Ernährung.

All diese Bereiche erinnern den Menschen daran, dass er selbst Teil der Natur ist.

Die moderne Welt ist schnelllebig und handelt oft gegen die Natur.

Informationen erreichen uns rund um die Uhr.

Viele Menschen fühlen sich gehetzt, überfordert oder dauerhaft unter Spannung.

Die japanische Heilkunst setzt hier einen Gegenpol.

Sie erinnert uns daran, dass Heilung Zeit braucht.

Eine Pflanze wächst nicht schneller, wenn man an ihr zieht.

Eine Wunde heilt nicht schneller, wenn man sie ständig berührt.

Auch der Mensch benötigt Phasen der Ruhe und Regeneration.

Langsamkeit bedeutet dabei nicht Stillstand.

Sie bedeutet, dem Körper die Zeit zu geben, die er benötigt.

In dieser Haltung liegt eine Weisheit, die heute vielleicht wichtiger ist als jemals zuvor.

Leider haben viele Menschen im Laufe ihres Lebens verlernt, auf ihren Körper zu hören, was für sie jedoch sehr wichtig wäre.

Sie ignorieren Müdigkeit.

Sie übergehen Schmerzen.

Sie unterdrücken Stresssignale.

Sie funktionieren.

Doch der Körper spricht ständig mit uns.

Über Energie.

Über Schlaf.

Über Verdauung.

Über Stimmung.

Über Verspannungen.

Über Wohlbefinden.

Die japanische Heilkunst lädt dazu ein, diese Sprache wieder wahrzunehmen.

Nicht aus Angst.

Nicht aus Kontrolle.

Sondern aus Achtsamkeit.

Denn je besser wir die Signale unseres Körpers verstehen, desto früher können wir reagieren und desto leichter fällt es oft, das Gleichgewicht wiederherzustellen.

Vielleicht liegt das größte Geschenk der japanischen Heilkunst nicht in einer einzelnen Methode.

Nicht in einer bestimmten Pflanze.

Nicht in einer besonderen Technik.

Sondern in einer Haltung.

Der Haltung, Gesundheit als etwas Lebendiges zu betrachten.

Der Haltung, den Körper zu unterstützen statt gegen ihn zu kämpfen.

Der Haltung, den kleinen Dingen mehr Aufmerksamkeit zu schenken.

Und der Haltung, darauf zu vertrauen, dass der Mensch über erstaunliche Fähigkeiten zur Regeneration verfügt, wenn er die richtigen Bedingungen dafür schafft.

Mit diesem Verständnis im Gepäck ist dieses Buch aus einem inneren Wunsch heraus entstanden, Dinge wieder in Verbindung zu bringen, die oft getrennt betrachtet werden:

Körper und Bewusstsein, Wissen und Erfahrung, Struktur und Intuition.

Im Verlauf dieser Reise durfte ein besonderer Raum entstehen: ein Blick nach Japan auf eine Heiltradition, die mich mit ihrer Klarheit, Sanftheit und tiefen Achtung vor dem Menschen immer wieder berührt.

Nicht, weil sie perfekt ist. Sondern weil sie etwas bewahrt, das in vielen modernen Systemen oft verloren geht: die stille Selbstverständlichkeit, dass der Körper von Natur aus die Fähigkeit zur Regulation in sich trägt.

Die japanischen Heilmethoden zeigen auf leise, aber eindringliche Weise, dass Gesundheit nicht erzwungen werden muss. Sie entsteht dort, wo Wahrnehmung, Rhythmus, Berührung und Natur wieder im Einklang sind.

Vielleicht liegt genau darin ihre besondere Schönheit: in der Reduktion, in der Achtsamkeit und in der tiefen Achtung vor den natürlichen Lebensprozessen.

Es gibt keinen Anspruch, alles erklären zu müssen. Und auch keinen Anspruch, etwas „richtig" zu machen. Vielmehr geht es darum, wieder sensibel zu werden für das, was ohnehin vorhanden ist: die Fähigkeit des Körpers, sich zu regulieren, zu reagieren und sein eigenes Gleichgewicht wiederzufinden.

Manchmal braucht es dafür Wissen. Manchmal Stille. Und manchmal genügt der Moment, in dem man aufhört, gegen sich selbst zu arbeiten.

Wenn dieses Buch dazu beitragen konnte, eine leise Rückkehr zur eigenen Wahrnehmung zu ermöglichen, dann hat es seinen Zweck erfüllt.

Ich hoffe, dass Sie die japanische Heilkunst dazu inspiriert hat, mehr auf Ihren Körper zu hören und ihm zu vertrauen, damit er seine Selbstheilungskräfte aktivieren kann. Der kurze Blick auf den anderen Kontinent sollte uns im Westen die Augen öffnen und uns zeigen, dass der Griff zu Medikamenten oft infrage zu stellen ist.

Von Herzen danke ich Ihnen, dass Sie mich auf diesen Seiten begleitet haben.

Inas Mariam Al Naqib

Vielleicht kreuzen sich unsere Wege wieder.
Hier können Sie mich finden:

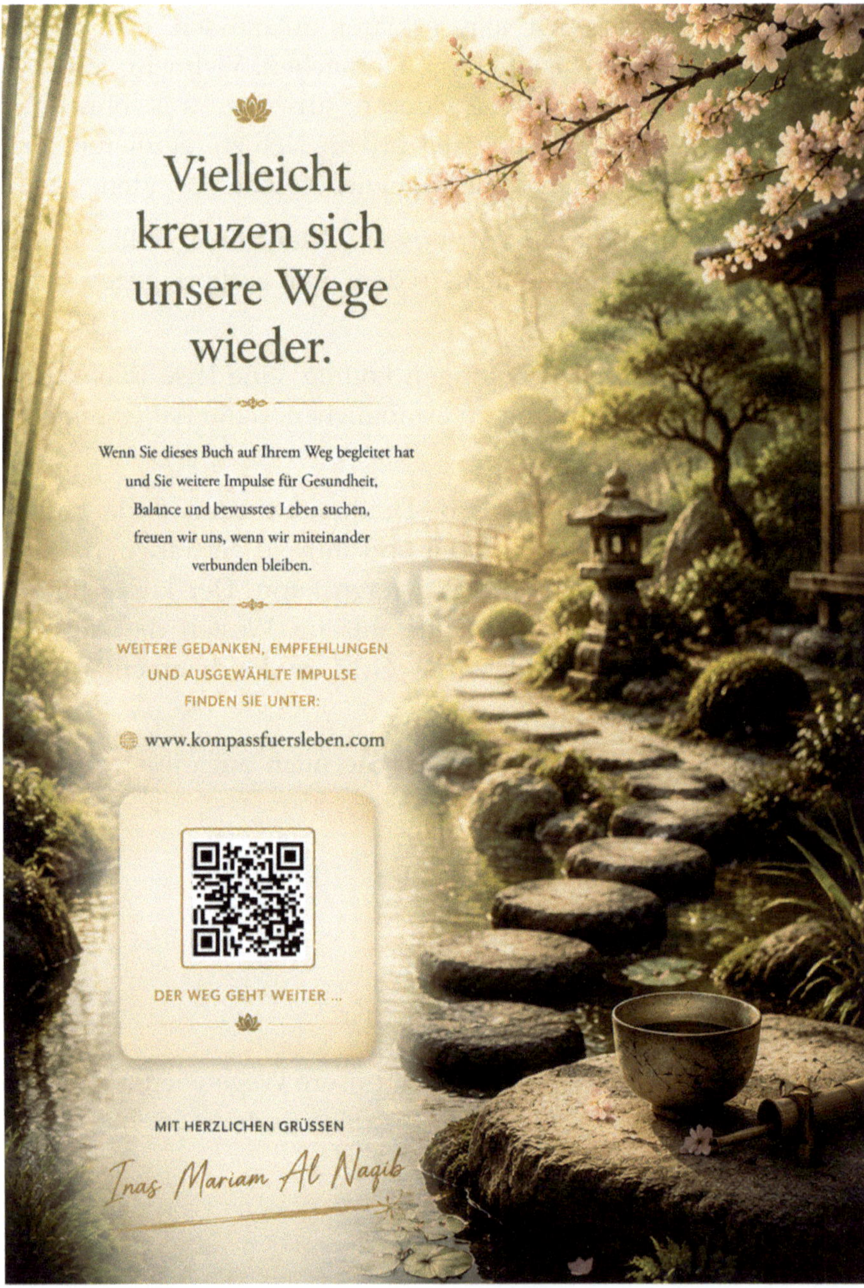
Vielleicht kreuzen sich unsere Wege wieder.
Wenn Sie dieses Buch auf Ihrem Weg begleitet hat und Sie weitere Impulse für Gesundheit, Balance und bewusstes Leben suchen, freuen wir uns, wenn wir miteinander verbunden bleiben.
WEITERE GEDANKEN, EMPFEHLUNGEN UND AUSGEWÄHLTE IMPULSE FINDEN SIE UNTER:
www.kompassfuersleben.com
DER WEG GEHT WEITER ...
MIT HERZLICHEN GRÜSSEN
Inas Mariam Al Naqib

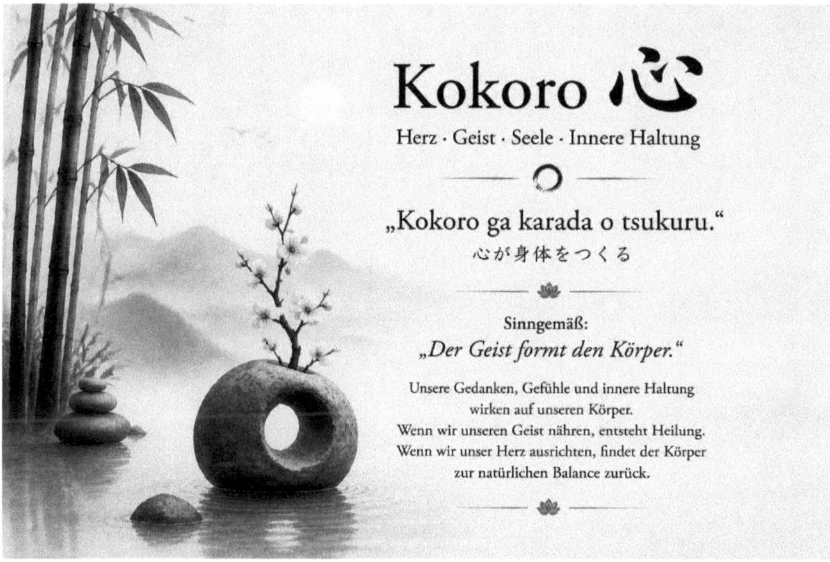
Kokoro 心
Herz · Geist · Seele · Innere Haltung
„Kokoro ga karada o tsukuru."
心が身体をつくる
Sinngemäß:
„Der Geist formt den Körper."
Unsere Gedanken, Gefühle und innere Haltung wirken auf unseren Körper.
Wenn wir unseren Geist nähren, entsteht Heilung.
Wenn wir unser Herz ausrichten, findet der Körper zur natürlichen Balance zurück.

Weitere Bücher von Inas

Auf den nächsten Seiten präsentiere ich Ihnen einige Bücher, die ich veröffentlicht habe. Vielleicht finden Sie dort ein Thema, das auch Sie berührt.

Wenn eines dieser Bücher Sie auf Ihrem eigenen Weg begleiten darf, freue ich mich sehr.

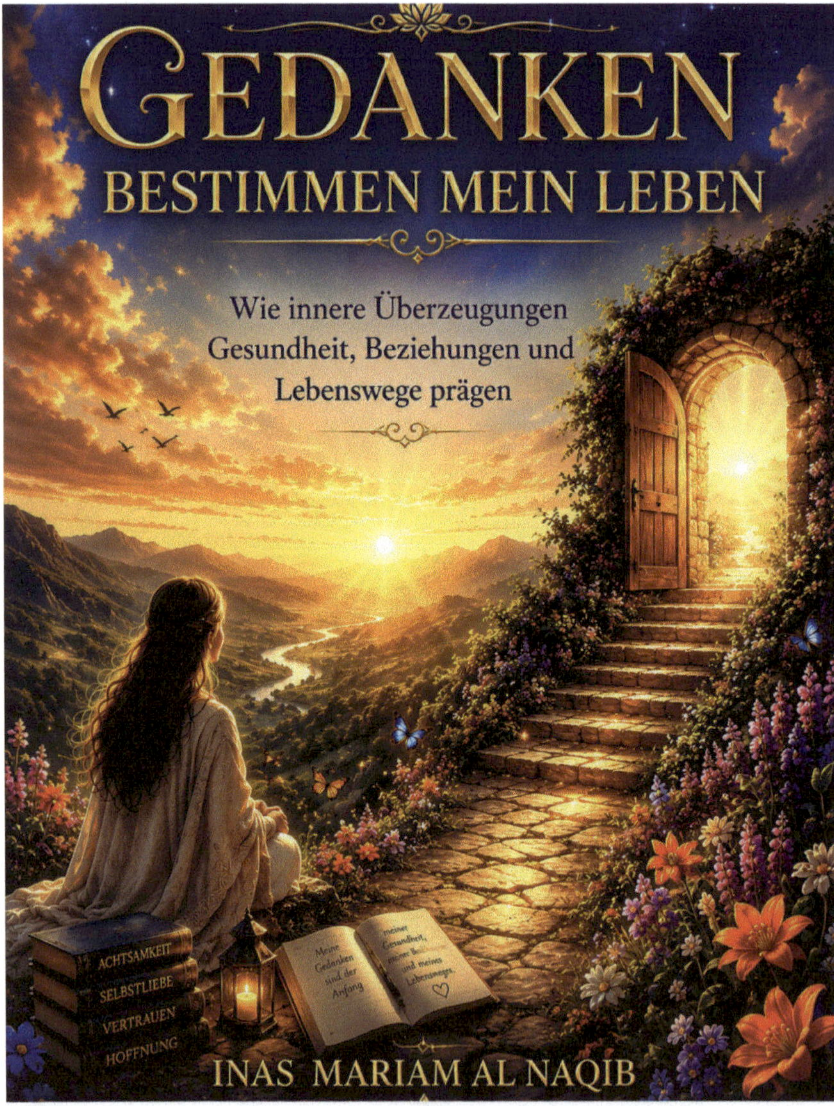

ISBN-13: 9783696386962

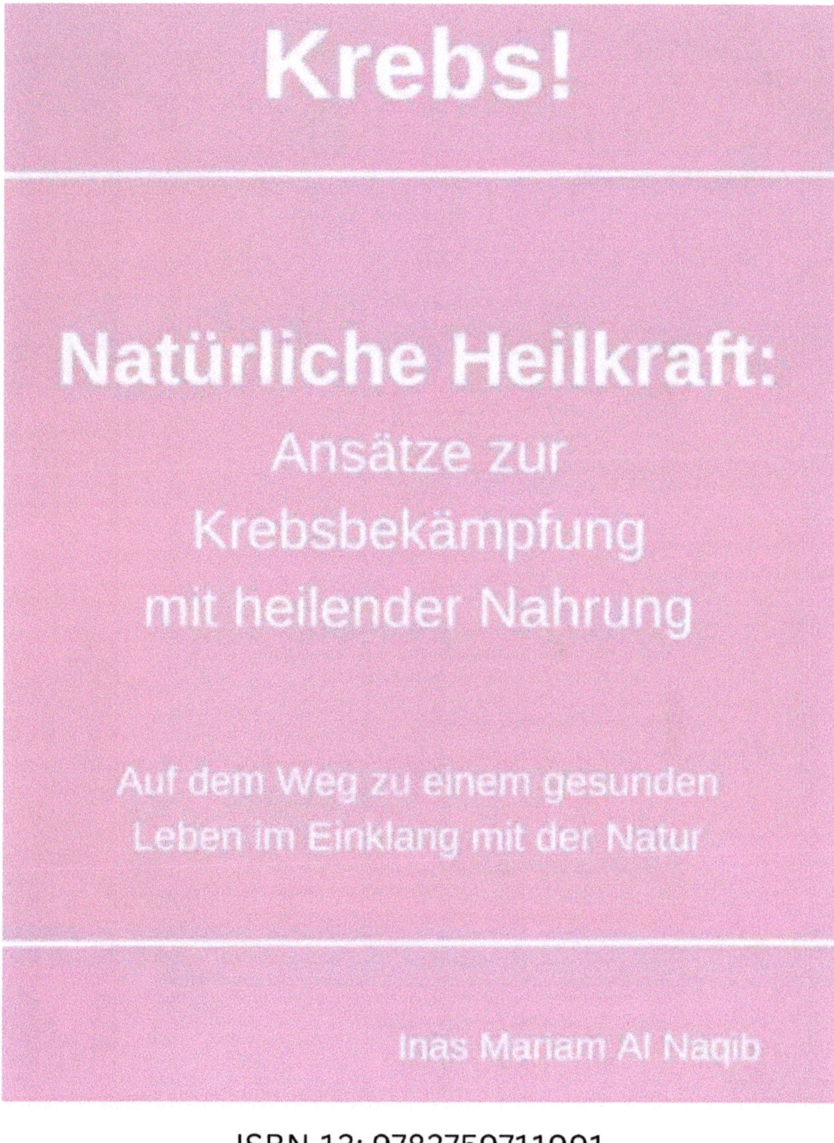

ISBN-13: 9783759711991

Ein Geschenk von Herzen

Wenn dieses Buch dich berührt, inspiriert oder dir neue Wege zu mehr Gesundheit, innerer Balance und Lebensfreude aufgezeigt hat, dann behalte dieses Wissen nicht nur für dich.

Vielleicht kennst du einen Menschen, der gerade eine schwierige Zeit durchmacht, neue Hoffnung sucht oder sich nach mehr Ruhe, Kraft und Zuversicht sehnt.

Dann **schenke ihm dieses Buch.**

Ein gutes Buch informiert den Verstand.
Ein besonderes Buch berührt das Herz.
Ein unvergessliches Buch verändert die Sicht auf das Leben.

Manchmal ist ein Buch weit mehr als nur bedrucktes Papier.
Es kann Mut machen, neue Perspektiven eröffnen oder genau im richtigen Moment den entscheidenden Impuls geben.
Vielleicht ist dieses Buch das schönste Geschenk, das du einem Menschen machen kannst – weil es sagt:

„Ich wünsche dir Gesundheit, Vertrauen in deine innere Kraft und ein erfülltes Leben."

Sollte dir dieses Buch gefallen haben, würde ich mich außerdem sehr über eine ehrliche Bewertung freuen. Mit deiner Rückmeldung hilfst du nicht nur mir als Autorin, sondern auch anderen Leserinnen und Lesern, dieses Buch zu entdecken und für sich zu entscheiden, ob es sie auf ihrem eigenen Weg begleiten kann.

Von Herzen danke ich dir für deine Unterstützung und wünsche dir Gesundheit, Zuversicht und viele glückliche Momente.

Deine

Inas Mariam Al Naqib

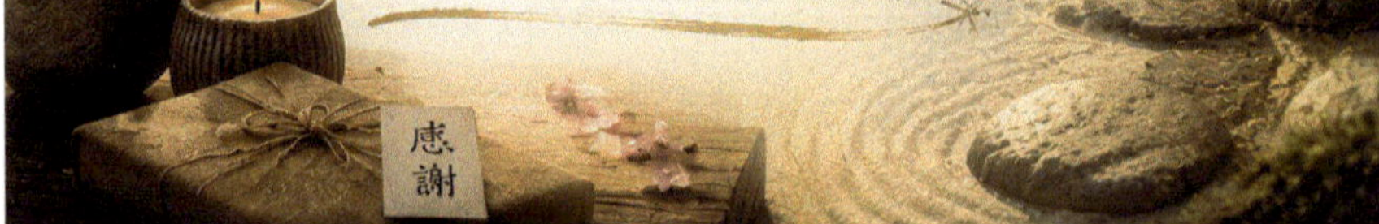